预防是最经济最有效的健康策略。
古人说:"上工治未病,不治已病。"
"良医者,常治无病之病,故无病。"
要坚定不移贯彻预防为主方针,
坚持防治结合、联防联控、群防群控,
努力为人民群众提供全生命周期的
卫生与健康服务。

——习近平总书记在全国卫生与健康大会上的讲话
(2016 年 8 月 19 日)

- 广东省科协基层行动科普项目
- 广东省科技计划创新科技普及项目
- 广东省颐养健康慈善基金会支持项目
- 广东省鼻咽癌防治科技教育基地项目

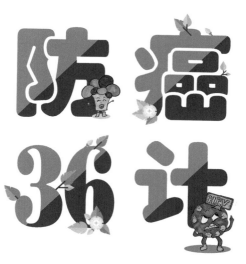

防癌36计

专家教您核心防癌健康知识：
远离24个危险因素　　学会12个防癌绝招

名誉主编	陈冬平
主　　编	郑荣辉
副 主 编	李奕华　　袁亚维

编　　委　（按姓氏笔画排序）

叶璋睿　　向蕚飞　　杜光中　　李思思　　李奕华

张伟军　　陈冬平　　郑荣辉　　袁亚维　　黄　中

谭锦云　　魏　彤

漫画创作　杜智勇　（院派儿童美术白云校区）

人民卫生出版社
·北京·

主编简介

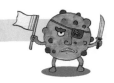

● 郑荣辉 ●

岭南名医,主任医师,肿瘤学博士,博士生导师,博士后合作导师

国家住院医师规范化培训肿瘤放疗专业基地教学主任

广东省鼻咽癌防治科技教育基地常务副主任

广州医科大学附属肿瘤医院放疗科副主任(兼放疗科二区主任)

鼻咽癌与头颈肿瘤学术带头人,广东省科普讲师团成员,广东实力中青年医生,南方杰出科普医生

主要社会任职:

广东省健康科普促进会头颈肿瘤防治分会主任委员

中国健康促进基金会头颈肿瘤专业委员会常务委员

中国抗癌协会肿瘤热疗专业委员会委员

广东省医学会肿瘤学分会鼻咽癌学组组长

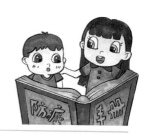

广州市医师协会放射肿瘤学分会主任委员

广东省精准医学应用学会精准放射治疗分会副主任委员

广东省器官医学与技术学会肿瘤放疗专业委员会副主任委员

广东省医师协会放射治疗医师分会常务委员

广东省临床医学学会放疗专业委员会常务委员

广东省预防医学会肿瘤防治专业委员会常务委员

广东省医学会放射肿瘤学分会委员

在国内外知名期刊发表论文 60 余篇

主持或主要负责课题研究 10 余项

获国家级及省市级等各类奖项（荣誉）20 余项

研究方向：

以鼻咽癌为首的头颈肿瘤等恶性肿瘤的诊断与综合治疗，尤其擅长放疗与热疗。

前言

　　恶性肿瘤,俗称癌症(cancer)。近年来,癌症已升至我国人口死因的首位。国家癌症中心发布的数据显示,2022 年我国癌症发病人数为 482.47 万人,相当于每天有超过 1 万人被诊断为癌症。世界卫生组织指出,三分之一的癌症可以通过预防干预避免发病,三分之一的癌症如能早期诊断可获得治愈,三分之一的癌症可以运用现有的医疗措施延长生命、减轻痛苦、改善生活质量,而知晓相关健康科普知识是实现癌症早防早治的重要前提条件之一。

　　在本健康手册中,我们将最为核心和实用的癌症科

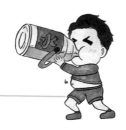

普知识概括成 24 个癌症危险因素和 12 个防癌绝招,殷切希望大家能基于对自己及家人健康负责的态度,做自己健康的第一责任人,认真阅读本手册内容,并将所学知识传播出去,让更多民众受益。此外,在阅读过程中若发现本手册存在不完善之处,欢迎大家提出问题或建议。

防癌抗癌,为健康护航,我们义不容辞!

郑荣辉

2024 年 6 月

目 录

第一部分 24 个癌症危险因素

 |【饮食及环境类】|

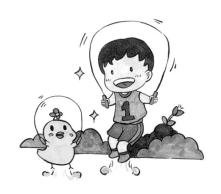

 |【习惯类】|

|【微生物类】|

第二部分 12个防癌绝招

第一部分

24 个癌症危险因素

【饮食及环境类】

1. 隐身于绿色食品的危害：蔬果农药残留超标

农药残留是指在农业生产过程中使用农药后，一部分农药仍直接或间接残存于谷物、蔬果或茶叶等中的现象。

注意：农药残留 ≠ 农药超标！

农药残留量低于国家标准规定的限定值的农产品是安全的，可以放心食用。而农药残留量超标的农产品（尤其是蔬菜与瓜果）则存在安全风险，严重时会造成身体不适、呕吐、腹泻甚至死亡等后果。

残留在食物中的农药进入人体后通常不会马上被排出体外，而是可能蓄积在体内，超过一定量后会危害人体健康：农药中的氯、硫和苯衍生物能抑制脱氧核苷酸的合成，导致染色体畸变并影响造血系统功能，增加癌症发病风险，对胎儿及儿童的影响尤为严重。

为尽量减少食品中的农药残留，下面介绍一些应对的好办法。

▲ 第一招：把好选购关

尽量到有质量保证的市场购买蔬菜。有条件的家庭可选购来源可靠的环保生态食品。

▲ 第二招：浸泡

对于买回来的蔬菜，可以先用普通清水多次冲洗，然后将其放入淘米水或小苏打溶液（若无，也可选淡盐水）中充分浸泡（10分钟左右），最后再用流动清水冲洗1~2遍。对于茄子、青椒、苹果等表面有蜡质的蔬果，应该先泡后洗，最后再切块，如果先切块再浸泡，可能导致农药渗入。对于包心类蔬菜，则应先掰开再冲洗浸泡，这样可以更有效地清除可能残留的农药。

▲ 第三招：削皮

一般来说，带皮的（如茄子、黄瓜）、担心有农药残留的蔬果，可以直接削皮后再烹饪。

▲ 第四招：焯水

将蔬菜洗干净后焯水1~1.5分钟，可以去除可能残留的大部分农药。

▲ **第五招：阳光照射**

阳光照射可使蔬菜中的部分农药被分解、破坏。据测定，蔬菜在阳光下照射 5 分钟，有机氯、有机汞等农药的残留量可减少 60% 左右。

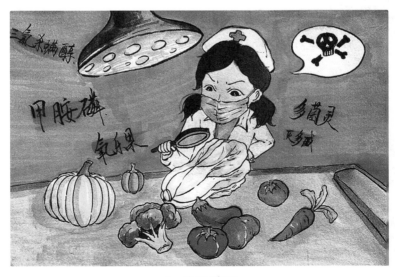

▲ 农药残留

2. 腌制食品真的会致癌吗？

腌制就是通过让食盐大量渗入食品组织内的方式，有选择地控制微生物的活动和发酵，抑制腐败菌的生长，从而达到保存食品和提供特别风味的目的，这些经过腌制加工的食品称为腌制食品。常见的腌制食品有酸菜、咸鱼、腌蘑菇、腊肉、腊肠等。

未腌制成熟的食品中亚硝酸盐类化合物的含量通常较高（通常腌制第 2 天后腌制品中的亚硝酸盐含量逐渐上升，第 8~9 天达到高峰，随后缓慢降低），亚硝酸盐类化合物进入人体后易转化为亚硝胺类有害物质，而亚硝胺是已被公认的致癌物质之一，会破坏人体抗氧化的能力，导致机体的免疫力下降，增加癌症的发生风险。常见致癌谱主要包括胃癌、食管癌及鼻咽癌等。

少量或适量进食腌制食品时，其中的亚硝酸盐类物质在体内转化成亚硝胺类致癌物的量很低，对人体影响不大。此外，在进食腌制食品的同时，可以搭配足量的蔬菜水果，后者所含的维生素 C 也可阻断亚硝胺致癌物质的形成。然而，如果长期较大量进食腌制食品，尤其是在患有胃部疾病导致胃酸分泌减少，或摄入蔬菜水果过少时,亚硝酸盐在体内转化成亚硝胺的量将增高,导致癌症发病风险增加。因此,控制腌制食品的摄入量,降低癌症发病风险,是健康饮食的一大要素。

　　总之,少量或适量进食腌制成熟食品,尤其是同时摄入足量蔬菜水果时,对人体健康影响不大;长期较大量进食腌制食品将导致癌症发病风险明显增高。

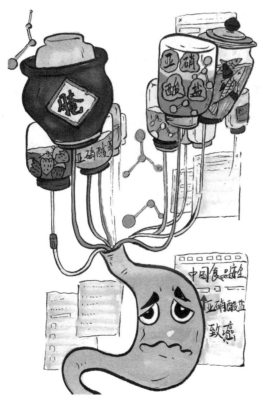

◀ 腌制食品

3. 烟熏、烧烤、煎炸食品为什么致癌？

烟熏、烧烤、煎炸食品是众多人喜爱的美食，如2023 年淄博烧烤就"火爆出圈"了。烟熏、烧烤、煎炸食品固然美味，但经常大量摄入此类食品对健康有着潜在危害。准确来说是因为这种烹调方式所产生的物质有致癌的风险，在高温条件下，食物中的蛋白质、脂肪和碳水化合物，经过热裂解反应，再经过环化和聚合反应，最终生成一种叫苯并芘的高度致癌物质。尤其是当食物加工过度，产生焦糊后，会产生 10~20 倍的苯并芘。除了烟熏、烧烤、煎炸食品外，苯并芘还存在于浓厚的厨房油烟中。

苯并芘是多环芳烃的一种，有五个苯环，靠人体自身代谢很难将所有的苯并芘降解，因此苯并芘易在人体内富集，成为诱发高健康风险的潜在因素。世界卫生组织已将苯并芘列为一级致癌物，对人体有较强的致癌作用，可导致胃癌、肝癌、肺癌等多种癌症。并且，苯并芘还会通过母体-胎盘途径进入下一代，严重威胁当前人类及后代的健康。同时，苯并芘还可通过人体排泄物进入土壤中,进而污染农作物,再通过农作物进入人体中,形成恶性循环。

看完这些,相信大家都应该清楚了,日常生活中我们应尽量减少烟熏、烧烤、煎炸食品的摄入。此外,使用蒸煮等健康的低烟烹饪方式,可以降低产生苯并芘等致癌物质的可能性,同时产生的厨房油烟也较容易及时排出。

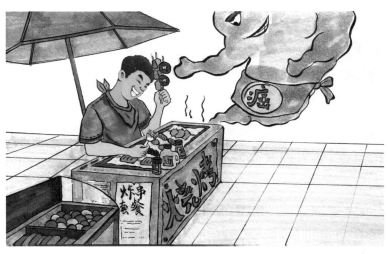

▲ 烟熏、烧烤食品

4. 嚼食槟榔为什么致癌?

在我国湖南、海南、台湾等地区,槟榔曾经是一种常见的零食。长沙还有句流传很广的俗语,叫"槟榔配酒,越恰(吃)越有"。而后,随着研究的逐渐完善,大家对于槟榔有了更科学的认识。2017 年,槟榔被正式列入一级致癌物;2020 年,食品生产许可分类目录取消食用槟榔类别;2021 年,我国全面禁止对槟榔进行广告宣传。槟榔在公众视线内近乎"销声匿迹"。

曾经风靡一时的槟榔为何会被禁售呢?

研究发现,在我国海南、台湾等地区,嚼食槟榔是口腔癌发生的主要原因,其发生概率是正常人的 9 倍之多,还会引发其他口腔疾病。

而槟榔致口腔癌的主要原因有三点:

(1)槟榔渣属于粗纤维,长期嚼食槟榔,口腔黏膜被反复摩擦,容易造成黏膜损伤,形成局部慢性溃疡,进而导致癌变。

(2)槟榔中含有大量生物碱,尤其是槟榔碱,这些生物碱与香烟里的尼古丁类似,能使人体产生兴奋、舒畅感且易上瘾,所以也有人认为槟榔是一种"软性毒品"。此外,槟榔碱具有一定的细胞毒性,易促进上皮细胞凋亡,食用过程中很容易灼伤口腔黏膜。

(3)研究表明,经常与槟榔一同咀嚼的荖花和石灰具有一定的基因毒性,为诱导癌变提供可能。

长期嚼食槟榔,口腔黏膜在反复物理刺激、烧灼和修复过程中,发生纤维性病变的概率增加。口腔黏膜纤维化后,患者舌头、口腔黏膜变得硬邦邦,张口困难,舌头伸不出来,或出现溃疡、白斑,非常痛苦。需要注意的是,口腔黏膜纤维性病变是一种癌前病变,若不及时纠正和控制,极有可能发展成口腔癌。

总之,大多数时候,癌症是由不良的生活习惯、饮食习惯导致的。

槟榔虽被列为一级致癌物,但其作为药品仍有一定的药用价值。槟榔果实为重要的中药材,在我国被列为四大南药之首。现代药理研究也进一步表明槟榔具有驱虫、抗病原微生物等作用。

因此,我们要区别对待咀嚼槟榔和药用槟榔,学会对嚼食槟榔说"不",同时也要进一步深入开发药用槟榔的价值。最后,希望大家能保持良好的生活习惯,健康每一天!

▲ 嚼食槟榔

5. 小心！变质谷物可能成为致癌"凶手"

　　研究发现，发霉的花生和玉米、变质的米谷以及发苦的坚果中极大可能含有黄曲霉毒素。这类淀粉含量比较高的食品，在高温湿润的环境下容易受潮发生霉变，而一旦被霉菌污染，就容易产生致癌的黄曲霉毒素。

　　黄曲霉等菌种产生的次级代谢物黄曲霉毒素是迄今发现的毒性和致癌性最强的天然污染物之一，其毒性远比砒霜、氰化钾要强。注意：摄入 1mg 黄曲霉素就可能致癌。

　　2017 年，世界卫生组织国际癌症研究机构划定黄曲霉毒素为一级致癌物。其对肝脏组织的破坏性极强，主要表现为致使肝细胞核肿胀、脂肪变性、出血性坏死及胆管上皮、纤维组织增生，严重时可导致肝癌，甚至死亡。同时，黄曲霉毒素还会降低免疫能力，损害肾脏。

　　黄曲霉毒素这么危险，有人提出，在日常烹饪中，能否靠"高温灭菌""烫死"黄曲霉毒素呢？

　　答案是否定的。因为黄曲霉毒素非常耐热，在 280℃ 的高温条件下才能被分解，常规烹调是很难破坏黄曲霉毒素的。曝晒(紫外线)、微波加热等虽然可以在一定程度上破坏黄曲霉毒素的结构,但不能将其完全降解。

这类剧毒物质竟隐藏在我们的日常生活中,着实令人无奈,那么我们应当如何避免呢?

(1)按需购买:切勿"囤货"太多,注意将食物放在阴凉、干燥处储存,从源头上避免食物霉变。

(2)及时处理:如果吃到有发苦的坚果或变味谷豆,请立即吐掉并充分漱口,因为坚果的苦味常常来自霉变过程中产生的黄曲霉毒素。如果误食:若无明显症状,可以通过多饮水、适当饮用牛奶帮助尽快排出毒素;如果出现腹泻等明显中毒症状,必须及时就医。

(3)保证每日新鲜蔬菜的摄入量:因为新鲜蔬菜里的叶绿素具有阻止黄曲霉毒素吸收的作用,能使日常生活中不小心摄入的部分黄曲霉毒素失效,从而降低黄曲霉毒素对人体的危害。

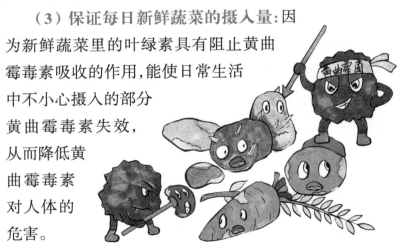

▲ 变质谷物

6. 癌症也可以是"烫"出来的？

在日常生活中，人们常常会说"饭菜趁热吃"，然而，新鲜出炉的食物味道虽好，若吃得太急，入口的食物过烫，就可能损伤食管黏膜，导致食管癌的发病风险明显增加。

我们的食管黏膜非常娇嫩，一般成年人的食管可以承受的温度在 50~60℃。热腾腾的食物通过吹气等方式也只能降低其表面温度，入口混匀后总体温度很快回升。我们在吞咽过程觉得有点热的时候，实际上食管黏膜可能已经被烫伤了。

长期过烫的饮食会让我们的口腔和食管黏膜对温度的敏感性降低，进食过程中的热刺激也会让受损的食管无法及时修复，甚至诱发正常细胞癌变，导致食管癌的发生。相关研究结果表明，长期进食 65℃ 以上的食物，将导致食管癌的发病风险显著增高。

▲ 烫饮烫食

7. 餐具洗液残留致癌吗?

酒足饭饱后,除了多出三斤小肚腩,留给我们的还有一桌子的杯盘狼藉,这时就需要洗涤剂来帮助我们清洁餐具,但这同时也引发了很多人的担心:用洗涤剂清洗过后的碗筷是否有害健康,会不会致癌呢?

专家给出了详细的答案,达到国标要求的洗涤剂对人体健康无明显影响,但大量使用甲醛超标的不合格、低劣洗洁精所造成的化学污染会增加癌症的发生概率。

洗洁精中主要的风险成分包括甲醛和阴离子表面活性剂。而按照国标规定,洗洁精中禁止加入甲醛,并且应使用低毒和无毒级别的阴离子类表面活性剂。因此,使用正规合格的洗洁精清洁餐具,其危险性很低。

事实上,真正对我们身体有害的主要是小作坊生产的"三无"散装洗洁精,因为这些厂家在原料、生产过程、卫生条件方面达不到要求,只能使用甲醛作为防腐剂,以保证洗洁精不变质,而甲醛一旦进入人体内就很难被排出,长期接触甲醛还有可能患上多发性骨髓瘤、骨髓性白血病等癌症。同时"三无"洗洁精的各项标准不达标,可能含有超标的微生物以及 pH 值不合格等,对身体的伤害极大。因此,不要贪图小便宜,要到正规渠道购买洗洁精。

虽然餐具洗洁剂所含的主要表面活性剂成分目前尚无明确的致癌证据,但在使用洗洁精清洗餐具时,同样应规避洗洁剂的残留。

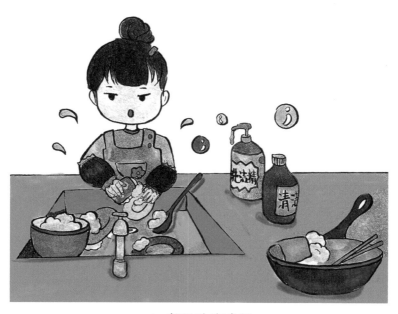

▲ 餐具洗液残留

以下为几个日常生活中使用的小建议。

（1）用来盛粥饭的餐具可以不用洗洁精，因为这些食物基本上没有油渍，只需要用热水泡一泡，然后用刷子或者抹布擦拭就可以将餐具恢复干净。

（2）对于用来盛菜、沾有较多油污的餐具，可以先用纸巾或者厨房吸油纸擦拭一遍，把油污先清理掉，再用热水冲洗一下，可以减少洗洁精的使用量。

（3）收拾碗筷的时候尽量避免叠放。否则原本没有油污的盘底，叠放的时候也会沾到油污，可能需要更多的洗洁精才能洗干净。

（4）在使用前先对洗洁精进行稀释，再用稀释后的洗洁精浸泡碗筷两三分钟，最后用流动的水冲洗2~3遍，就能够有效地减少洗洁精的残留。

8. 厨房油烟致癌吗?

家庭厨房油烟污染会让女性非吸烟者的肺癌发生风险升高。北京大学的一项研究显示,在非吸烟女性肺癌患者中,超过 60% 的女性接触厨房油烟,其中 32% 的女性烧菜时喜欢高温煎炸食物。

▲ 厨房油烟为何致癌?

这可能与油烟中的醛、苯并芘、二硝基苯酚等有害物质相关,其中甲醛、苯并芘均是被证实的一级致癌物。

据测定,当食用油加热到 200℃ 以上时,产生的油烟凝聚物,如氮氧化物等具有很强的毒性;当食用油加热到 270℃ 时产生的油烟中含有苯并芘等化合物;当食油烧到 350℃ "冒火" 时,致癌风险是最高的。目前,已有多项研究发现厨房油烟与肺癌、鼻咽癌、皮肤癌等密切相关。

▲ 4 招有效减轻油烟危害

(1)打开厨房门窗:做饭时不能只开抽油烟机,应同时打开厨房的窗户。一来可以帮助排出油烟,二来新鲜空气有助于燃气充分燃烧。切记不要关闭门窗烹饪,这样不但容易聚集油烟导致污染,还可能因氧气不断被消耗而引发二氧化碳或者一氧化碳中毒的危险。

(2)炒完菜后应等一会儿再关掉抽油烟机:刚炒完菜就马上关闭抽油烟机,会导致油烟无法完全排干净。建议使用强力抽油烟机,炒完菜后稍等一会儿再关闭,确保油烟完全排出。

(3)选择健康的烹饪方式:多用蒸、煮、煨、炖等烹饪方式,可以减少浓厚油烟的产生。

(4)不使用反复烹炸的油:很多人为了节省食用油会用上次做菜剩下的旧油进行再次烹饪,但这种反复加热的油所含杂质多、烟点低,炒菜时会产生更多的油烟,危害更大。

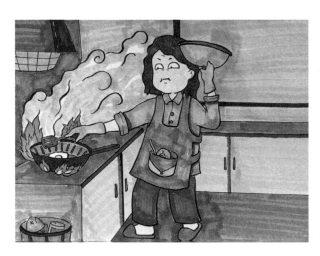

◀ 厨房油烟

9. 大气污染如何致癌？

2013 年,世界卫生组织国际癌症研究机构发布报告,首次将室外空气污染和颗粒物(particulate matter,PM)列为致癌物质。

▲ 问:什么是大气污染？主要来源和主要污染物有哪些？

大气污染是在人类活动或自然过程的作用下,某些物质进入大气中且达到足够的浓度和持续足够的时间,并因此危害人体健康、影响人类生存环境和导致生态系统失衡的现象。大气污染源有自然因素(如森林火灾、火山爆发等)和人为因素(如工业废气、生活燃煤、汽车尾气等)两种,且后者为主要因素,特别是工业废气和汽车尾气,其中的多环芳烃(PAH)和颗粒物是主要的污染物。

▲ 问:大气污染中的主要人为污染源为何致癌？

(1)工业废气产生的污染物成分复杂,包括烟尘、二氧化硫、氮氧化物、氟化物、二氧化碳等气体,还包括汞、砷化物、镉、镍等多种重金属。当工业废气中的有害物质通过皮肤和呼吸道进入人体后,会导致人的呼吸、血液、肝脏等系统和器官发生暂时性和永久性病变,增加呼吸系统和消化系统癌症的发病率。

(2)汽车尾气主要含有苯并芘等致癌物质。研究表明,苯并芘是对呼吸系统致癌性很强的物质,长期生活在高浓度苯并芘的环境中,会引发慢性中毒,且会增加肺癌的发生风险。汽车尾气中的氮氧化合物还能溶解于水体和土壤形成亚硝酸盐,进入人体后可以生成致癌的亚硝胺,能够诱发肿瘤(肝癌、食管癌和胃癌等)。

▲ 问:大气污染中的主要污染物如何致癌?

(1)多环芳烃是指由两个及两个以上苯环稠合而成的化合物,主要来源于煤、石油、木材、烟草等有机物的不完全燃烧。多环芳烃多以固相吸附在大气颗粒物上,可通过气-血屏障进入血液循环,与细胞蛋白质和DNA结合进而产生毒性作用,由此产生的生化破坏和细胞损伤,具有致癌、致畸形和致突变等毒性。由于具有高亲脂性,多环芳烃容易大量富集在脂肪含量高的器官中,如皮肤、肺、胰腺、膀胱、食道、结肠和女性乳房等。长期暴露在多环芳烃下,容易诱发癌变,增加肺癌和心血管疾病的发病风险,包括动脉粥样硬化、高血压、血栓形成和心肌梗死。

（2）PM2.5 是指当量直径小于 2.5 微米的颗粒，能够长时间悬浮在空中，易附带有毒、有害物质（例如重金属、微生物等）。PM2.5 能直接进入并黏附在人体呼吸道中，引起多种慢性呼吸系统疾病（支气管哮喘、慢性支气管炎、阻塞性肺气肿和慢性阻塞性肺疾病），如果长期处于这种环境中还可能诱发肺癌。

▼ 大气污染物

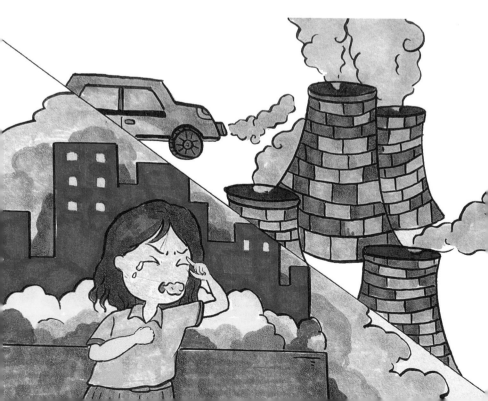

因此,积极防癌要从减少工业废气和汽车尾气两大主要污染源做起。对于普通百姓而言,一是要从小事做起,低碳出行,共同减少汽车尾气排放量;二是要尽量避免到工业废气排放较多的地方去,不吸烟(含二手烟)或戒烟。对于企业而言,要通过新技术、新装置的不断创新和应用从源头上减少工业废气的排放。

10. 隐藏在新房子里的两大"杀手" —— "刺鼻"与"芳香"

新装修的房子和新购买的家具,闻起来有时候是刺鼻难闻的,而有时候则是芳香的。为什么呢? 原来是"刺鼻"与"芳香"两"兄妹"在作祟呀!

▲ "刺鼻"阿哥叫甲醛

甲醛是无色、具有强烈气味的刺激性气体,对皮肤黏膜有刺激作用。甲醛是原浆毒物质,能与蛋白质结合,高浓度吸入时可刺激呼吸道引起咽痛、咳嗽等症状,刺激眼睛引起红肿、瘙痒、疼痛、干涩、流泪等症状,也可能引起头痛、头晕、眩晕等神经系统症状。

1995 年,甲醛被世界卫生组织国际癌症研究机构(IARC)确定为可疑致癌物。2004 年,IARC 在公告中明确将甲醛上升为一类致癌物质。长期在较高浓度甲醛环境下生活,致癌、致畸、致突变的风险将会大大增加。所以,新装修的房子一定要留心是否存在甲醛含量超标问题。

▲ "芳香"阿妹名叫苯

近年,人们越来越重视甲醛含量问题,新家具不再"气味刺鼻",反倒具有"特殊芳香",这是否意味着这些新家具不再存在健康风险呢?

苯是一种无色、具有特殊芳香气味的物质,已经被世界卫生组织确定为一类致癌物。它主要损害人的中枢神经、造血功能及肝功能,长期吸入会损害人体的循环系统和造血功能,长期接触可导致白血病。此外,妇女对苯格外敏感,妊娠期妇女长期吸入苯会导致胎儿发育畸形和流产。

苯固然可怕,但我们也不必谈"苯"色变,国家标准将室内苯浓度限定为 $0.03mg/m^3$,低于此标准可认为对人体无害。

我们在室内装修时应该如何注意避免甲醛与苯的危害呢?

(1)在建材产品的购买和使用中,注意选择合规的品牌,关注其环保检测指标报告以判断是否合乎标准。

(2)新房装修好后建议空置一段时间再入住,多通风,如无把握,入住前建议进行室内空气检测。一般油漆中的苯,一两天的时间基本就能挥发 90% 以上;家具和建材中的苯挥发得较慢,具体视油漆质量及房子的通风情况而定。

　　如果家中有孕妇及婴幼儿,更须警惕。

　　总之,室内有害气体多种多样,危及人体健康,新房子装修所用材料及新买的家具应确保符合环保标准,装修好后建议放置一段时间后再入住,必要时应检测室内有毒气体含量并作消除处理。

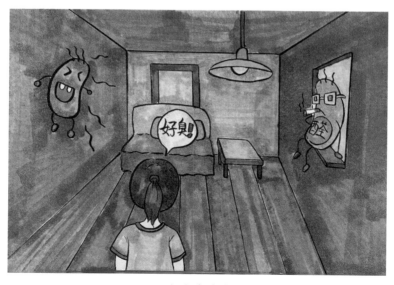

▲ 室内有害气体

11. 癌症高发地区的启示：注意健康饮水

　　癌症的发生发展受多种危险因素影响，环境因素是癌症发生的重要原因之一。在癌症发生和发展过程中，70%以上的致癌和促癌因素与环境污染相关，由环境污染导致的癌症负担在发展中国家尤为严重，主要原因之一就是相应地区的湖泊、水库、河流以及地下河受到严重的污染。

　　一项关于松花江有机污染的致癌性研究发现，在距污染水源较近、饮用污染水源较久地区的居民恶性肿瘤死亡率更高，并且与长期摄食受污染的江鱼的关系密切。污染主要来源之一是企业生产带来的废水排放。

　　研究数据表明，饮水性质与癌症发生关系密切。水体污染后，常可引起水的感官性状（包括颜色、浑浊度、臭和味、肉眼可见物）恶化，妨碍水体的正常利用。有毒有害物质以受纳水体为媒介，通过食物链不断积累、富集，最终进入人体内，产生毒性，间接威胁人类的生命安全。工业废水中的重金属、重铬酸盐、砷化物、亚硝酸盐等均是强致癌物，如果存在意外事故或不安全排放，这些强致癌物可能直接或间接地损害人体的健康。这提示我们应该重视饮水安全,严格控制工业废水安全排放。

在我们日常生活中,又有哪些健康饮水小知识呢?以下几个关键数字要牢记。

(1)1 500~1 700ml:轻体力活动的成年人每天需喝水 1 500~1 700ml,若按照 200ml 一杯来换算,每天应喝 7~8 杯水。

(2)30 分钟:饭前 30 分钟适量喝水,有助于促进肠胃消化、预防便秘。

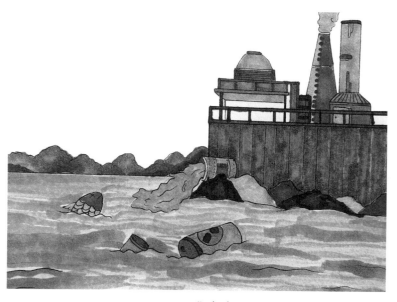

▲ 工业废水

（3）10~40℃：太凉或太烫的水都不适合长期饮用，水温以 10~40℃ 为宜，不建议超过 65℃。饮用过冷的水容易造成肠胃道损伤，对于有心脑血管疾病的患者来说，如果在夏天摄入大量冰镇饮品，产生反复的忽冷忽热刺激易使冠状动脉强力收缩，致使冠状动脉内已形成的斑块被牵拉而破裂，形成血栓，可能会诱发急性心肌梗死；而过烫的水会损伤食道，时间久了口腔和食道的黏膜损伤便难以修复，长此以往还可能增加食管癌的发病风险。

12. 那些天天吸烟的人后来
怎么样了?

　　烟草中的有害成分多达 3 000 余种,如烟碱(俗称
"尼古丁")、焦油、一氧化碳及放射性物质等。吸烟(包
括主动吸烟和被动吸烟)严重危害人体健康。

　　2016 年《科学》杂志上发表了一项研究,每天吸烟
1 包持续 1 年,就会导致原本正常的肺部细胞产生 150
个突变。简单来说,长期吸烟刺激正常的细胞,可使正
常细胞异常增殖,久而久之可导致癌变。不仅如此,吸
烟还可以造成人体遗传物质脱氧核糖核酸(DNA)的损
伤。一般来说,DNA 损伤可以修复,但是在长期的刺激
下,修复起来就困难了,可导致 DNA 缺失或突变,诱导
癌症的发生。

　　长期吸烟不仅会导致心脑血管疾病,还是人类呼吸
系统癌症、上消化道癌症、胰腺癌、膀胱癌等多种癌症发
病的主要危险因素。一项针对吸烟与癌症风险的研究
显示,即使是低剂量吸烟,也会增加男性患大多数癌症
的风险;戒烟或减少吸烟,特别是在年轻时,可以降低癌
症的发病率和死亡率。

广东省是全球鼻咽癌最为高发的地区之一。研究显示,吸烟越多,患鼻咽癌的风险越高,在每天吸烟 16 支以上和 16 岁以下开始吸烟的人群中更是如此。同时,香烟烟雾中的一氧化碳会减弱放疗对肿瘤控制的效果,加重组织缺氧从而诱导恶性相关基因的表达,甚至可以活化 EB 病毒(一种疱疹病毒),进而最终影响鼻咽癌患者的长期生存率。

关于吸烟的最佳防癌策略是永远不吸烟。

对于吸烟者来说,降低风险的程度取决于吸烟的年数以及戒烟前吸过的香烟数量。如果吸烟不到 5 年(每天不超过 1 包),发生癌症风险较低。据 WHO 研究,如果吸烟者在 60、50、40、30 岁戒烟,分别可能增加 3、6、9、10 年的寿命。

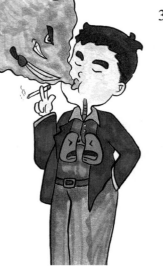

◀ 吸烟

【习惯类】

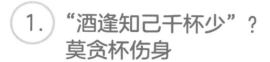

1. "酒逢知己千杯少"？
莫贪杯伤身

俗话说:酒逢知己千杯少。遇见知己固然可贵,但是"千杯少"里却隐藏着巨大的隐患,对于常喝酒的人来说,这个问题可不容忽视啊!

《中国居民膳食指南（2022）》建议,儿童、青少年、孕妇、哺乳期妇女不应饮酒,成年人如饮酒,一天饮入的酒精量建议不超过 15g,否则即为过量饮酒。15g 酒精量是什么概念? 相当 450ml 的啤酒（4% 计）、150ml 的葡萄酒（12% 计）、50ml 的白酒（38% 计）和 30ml 的高度白酒（52% 计）。

目前已知,酒精进入人体后的代谢过程分为两步:乙醇在体内先被乙醇脱氢酶转化为乙醛,再被乙醛脱氢酶等转化为乙酸、二氧化碳和水。其中,乙醛是一类致癌物。

《自然》杂志的研究指出,酒精物理化学刺激和其代谢产物乙醛可直接破坏造血干细胞的 DNA 结构,诱导细胞基因突变,从而增加癌症的发生风险。过量饮酒是多种癌症如肝癌、食管癌、贲门癌、胃癌、口腔癌等的诱发因素,还会引起酒精性相关出生缺陷等,严重危害人体健康。

研究结果显示,亚洲人体内的乙醛脱氢酶基因容易发生变异,导致乙醛脱氢酶水平较低,更容易受到酒精的伤害,表现为喝酒脸红、心跳加速,因而亚洲人更应警惕酒精致癌的风险。

由此可见,我们要养成良好的生活习惯,避免长期过量饮酒,做好自己健康的第一责任人。

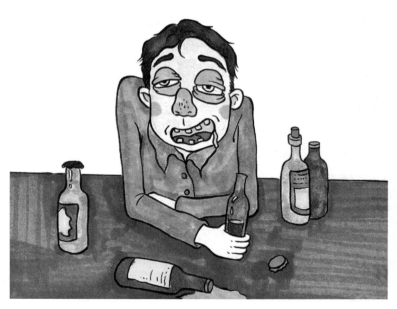

▲ 过量饮酒

2. 膳食结构不合理，富贵之癌随你来！

　　癌症是多因素相互影响的结果，很多癌症与膳食营养因素有关。而不合理的膳食结构，如脂肪、碳水化合物摄入比例不合理，摄入过多精制碳水化合物、富含脂肪的肉类食物等饮食习惯可能会增加"富贵之癌"——大肠癌、胰腺癌等的患病风险。

　　饮食结构不合理为何致癌？

　　其一，脂肪和蛋白质是大肠内有害菌的最好营养素。过高脂肪和高蛋白质的膳食会使大肠内的有害菌增殖，并生成有害物质。例如，大肠中的有害菌可将胆汁中的初级胆汁酸变成次级胆汁酸，促进肠黏膜对某些致癌物的吸收，或是胆汁酸在人类肠道菌群的作用下完全芳构化，产生致癌代谢物。

　　其二，摄入过少的膳食纤维使得肠蠕动减少，从而导致大便次数减少。有益菌和有害菌产生的毒素作用于肠黏膜的时间长，诱发癌变。

由此可见,预防大肠癌要改善饮食习惯,合理安排饮食。

(1)要多吃新鲜水果、蔬菜等富含膳食纤维的食物。

(2)适当增加主食中粗粮、杂粮的比例。

(3)改变以肉类及高蛋白食物为主的习惯。

(4)少吃脂肪含量高的食物。

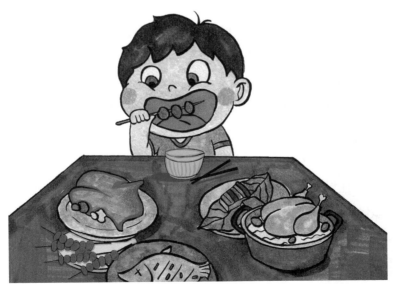

▲ 高脂饮食

③ 抗肥胖就是抗癌，减起来！

　　我们区分胖瘦，常常以"多少斤"来区分，实际上这样并不正确。要知道，一个人的体重所包括的内涵不仅仅是体重秤上的数字，身高、骨骼结构、肌肉比例以及含水量等都是需要我们关注的重要因素。

　　在医学上，衡量肥胖最常用的是 BMI，即身体质量指数。BMI = 体重（kg）÷ 身高（m）的平方。

　　BMI 的中国参考标准认为，中国人 BMI<18.5 为偏瘦，18.5~23.9 为正常，≥24 为超重，≥27 为肥胖，≥30 为重度肥胖。医学期刊《柳叶刀》指出，在肥胖人群当中，BMI 越高，癌症相关风险也变得越高。当 BMI 在正常基础上每增加 5kg/m² 时，男性食管腺癌和甲状腺癌、结肠癌和肾癌的患病风险会增加，女性子宫内膜癌、胆囊癌、食管腺癌和肾癌的患病风险会增加。

　　怎么防止过度肥胖？

▲ 第一：控制饮食

　　在三大营养素中，应注意控制碳水化合物低摄入，保证蛋白质尤其是优质蛋白（动物性蛋白）及大豆蛋白质的摄入,脂肪中动物性脂肪要低摄入,减少吃饱和脂肪,以不饱和脂肪代之。三餐应定时、定量,其中晚餐可少吃一些。甜饮料和甜零食最好远离。适量吃高纤维素的食品,如红薯、笋、紫菜等。

▲ 第二:增强运动

对于肥胖的小伙伴,建议每天有氧运动 60~90 分钟,应注意避免陷入因为肥胖不愿意活动而导致更加肥胖的恶性循环。

▲ 第三:忌盲目恶性减肥

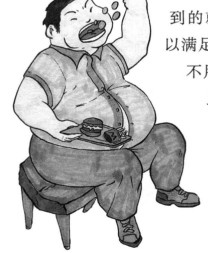

想到瘦身,很多人首先想到的就是吃减肥药,这样既可以满足自己享受美食的需求,又不用每天辛苦运动。减肥药虽然见效快,但多数具有一定的副作用,且需要长期服用,一旦停药容易反弹,严重的还可能会危及生命,因此切忌盲目使用减肥药。

▲ 肥胖

4. 久坐不动,癌症死亡风险更高

　　世界卫生组织将久坐列为十大致死致病元凶之一。久坐 1 小时的危害约等于抽两根烟,减寿 22 分钟。也就是说,我们现在坐着的椅子,可能会变成"最亲密的杀手"。

　　久坐会让癌症死亡的概率大大增加,同时久坐还会损害心血管健康,诱发糖尿病,导致下肢血液循环不畅、肠道功能障碍等,不利于身体健康。

　　多项研究表明,久坐不动是癌症死亡的风险因素。与很少久坐的人相比,经常久坐的人群癌症死亡风险要高出 82%。一天中连续坐 2 个小时以上就算是久坐了,患癌症死亡的风险就会增加。而且,这一后果不会随着锻炼的次数增加而有所改善,即便等到一天结束后再进行一次锻炼,也不能弥补十几个小时久坐不动所带来的巨大危害。

　　防久坐伤害,日常生活中我们应该怎么做?

　　(1)工作 50~60 分钟后站起来活动 5~10 分钟,不仅有利于身体健康,还能有效缓解工作压力,也可以降低颈腰椎慢性劳损性疾病的发生风险。

（2）充分利用午餐时间，上班族可以选择外出就餐而非叫外卖。饭后散步既可以减少疲倦，又可以增加运动量。老年人饭后也可以先站一会儿或散步10分钟再午休。

（3）如有条件，可以在工作场所设置站立工作区，减少静坐时间。

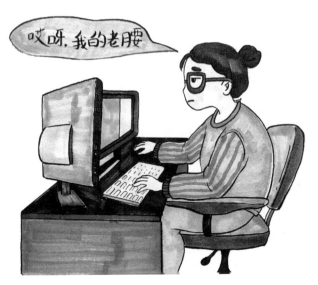

▲ 久坐

⑤ 经常熬夜真的会致癌吗?

目前国际上没有对于熬夜的标准定义,较科学的解释是从睡眠规律性和睡眠质量性来评判,即打破了睡眠规律、睡眠质量不好、睡眠时间严重短缺才算真正意义上的熬夜。2010 年国际癌症研究机构就已经把"夜班工作"定义为 2A 类致癌因素,可以理解为熬夜"很可能有致癌风险"。每晚睡眠少于 6 小时的人,整体癌症风险增加了 1.37 倍,而肺癌的风险增加了 21%。

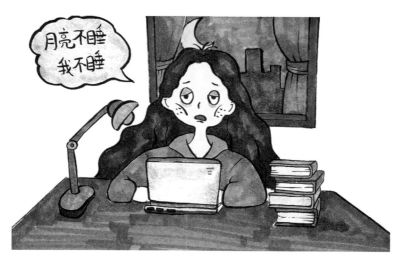

▲ 熬夜

此外,还有研究发现,生物钟紊乱不仅会增加患癌概率,还会让癌症变得更严重、耐药性更强,患者寿命更短。广州医科大学附属肿瘤医院放疗科张健、岑柏宏、袁亚维教授团队的研究揭示了熬夜会增加癌症发病风险及影响癌症治疗的效果,这可能与褪黑素调节因子相关,为癌症预防与治疗提供了新的线索。

熬夜会在一定程度上降低人体抵抗力,除导致癌症发病风险增高以外,还可能让病毒等致病微生物乘虚而入,诱发感染性疾病。

由此可见,我们应尽量避免熬夜,偶尔熬夜时也应适当吃点东西消除饥饿感,避免胃酸分泌过多对胃造成伤害。

6. 不良情绪会诱发癌症吗?

每个人都不可避免地出现不良情绪,而随着现代社会的发展,情绪、精神心理问题逐渐成为大家关注的重点。不良情绪与癌症存在关联吗?

近年来国内外对精神因素和癌症的关系做了大量的研究。研究表明,不良情绪可能诱发癌症。90%以上的癌症患者与心理、情绪有直接或间接的关系。长期精神萎靡、情绪不良会对人体多个系统产生影响,带来不同的健康问题,比如睡眠不好、食欲下降等。而焦虑和愤怒则会使得人的心率加快,血压升高,胃肠蠕动减慢。这些负面情绪很容易通过大脑反射影响身体的生理机能,造成某些能力降低或缺失,使机体从抗癌抑癌状态转向致癌状态。

如何调节好情绪?

(1)**保障睡眠质量**:良好的睡眠是消除身体疲劳的主要方式,合理调节睡眠有利于身心情志的调养。睡眠对一个人的健康影响很大,休息不好会导致精神状态欠佳、注意力不集中、食欲下降等。

(2)**多接触大自然**:感受大自然中的美景,能让心情得到放松,舒缓心理上的压力。

（3）**及时宣泄不良情绪**:主动寻找合理方式把不良情绪宣泄出去,如可向家人和朋友倾诉。日常生活中,应积极融入社会,主动改善不良心态。

（4）**多参加户外活动和保持规律运动**:户外活动能调节心理和情绪,让生活变得更加丰富多彩,保持规律运动能释放不良情绪,舒缓紧张和焦虑的情绪。

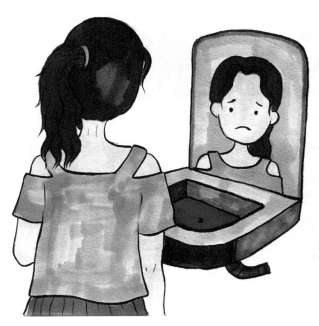

▲ 抑郁焦虑

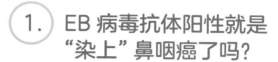

【微生物类】

1. EB病毒抗体阳性就是"染上"鼻咽癌了吗？

EB病毒（Epstein-Barr virus，EBV）于1964年首次由Epstein与Barr团队在非洲儿童恶性淋巴瘤培养物中发现，因此被命名为EB病毒，是一种重要的人类肿瘤相关病毒。EBV以经口密切接触为主要传播途径，病毒携带者和病人是病毒的传染源。EB病毒感染在人群中非常普遍，感染后基本无法清除，可能终身携带。它既能在体内潜伏感染，也能导致多种疾病及肿瘤的发生。

▲ EB病毒与鼻咽癌存在什么关联？

鼻咽癌起源于单个EB病毒感染的细胞，癌细胞的增殖发生在EB病毒感染之后，一系列研究证据支持EB病毒在鼻咽癌癌变过程中起着重要作用，甚至是导致鼻咽癌的"罪魁祸首"。

▲ 体检发现 EB 病毒抗体阳性怎么办?

EB 病毒抗体阳性实际上是在检验中发现了病毒的抗体。EBV 抗体检测是临床上应用较多、筛查意义较高的一项检查。EB 病毒抗体阳性不代表已经患上鼻咽癌,虽然 EB 病毒感染很常见,但只有少数 EB 病毒抗体阳性人群会转化为鼻咽癌患者,这说明肿瘤的发生并不是 EB 病毒单因素导致的,而是由遗传和环境等多因素共同引起的。所以,检查发现 EB 病毒抗体阳性后不要惊慌,应尽快到医院就诊,医生会根据详细病史以及鼻咽部检查来判断,必要时还会采用 EBV-DNA 定量检测、鼻咽内镜和(或)核磁共振(MRI)来进一步排除鼻咽癌可能。如果鼻咽部检查未发现异常,后续只需随诊检查 EB 病毒抗体滴度即可。

▲ 如何预防 EB 病毒感染?

由于 EB 病毒主要是通过唾液传播,所以预防 EB 病毒感染时需要做到以下几点。

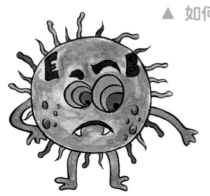

◀ EB 病毒

（1）养成良好的饮食卫生习惯,吃东西前要洗手。

（2）注意集体用餐卫生,提倡使用公筷。

（3）不吃他人吃过的东西,不要口对口喂饲婴儿。

2. 乙型肝炎病毒如何"助癌为虐"?

根据世界卫生组织公布的数据,2019 年,全球有 2.96 亿人患有慢性乙型肝炎,每年有 150 万新发感染者;乙型肝炎导致死亡人数约 82 万人,主要死因为由乙型肝炎发展成的肝硬化和肝细胞癌(原发性肝癌)。

中国是乙型肝炎的高发国家。乙型肝炎病毒(hepatitis B virus,HBV)感染后可表现为重症肝炎、急性肝炎、慢性肝炎或无症状携带者。从临床情况看,部分慢性乙型肝炎演变成肝硬化,而后随着病程的进展,在组织坏死修复的过程中发生基因的突变、HBV 的反复增殖复制、HBV 基因整合到肝癌细胞基因组内,一部分患者可能最终发生肝癌。从病理资料看,肝癌大多合并大结节性肝硬化,在我国,这种肝硬化多由 HBV 感染所致。因此可以说 HBV 是肝癌的"罪魁祸首"。

乙型肝炎的治疗也是防治肝癌的要点,目前尚无根治乙型肝炎的治疗方法。抗病毒治疗的目的是最大限度地长期抑制 HBV 复制,减轻肝细胞炎性坏死及肝纤维化,延缓和减少肝功能衰竭、肝硬化、肝癌等并发症的发生,改善生活质量和延长生存时间。

慢性乙型肝炎患者日常生活中应做到：

（1）**忌饮酒，保持乐观心态**。避免过度紧张，按照医生意见积极抗病毒治疗，调节机体免疫功能。

（2）**定期随访，监测疾病进展**。携带 HBV 病毒、40岁以上的高危人群，每年要进行一次体检。肝功能不佳、病毒载量较高、40 岁以上的患者，每半年就需要接受肝功能、肝癌血清学标志物筛查、肝脏 B 超等检查。

（3）**一旦发现肝癌，需要尽早治疗**。如果早期发现小于或等于 2cm 的微小或特小肝癌，患者 5 年生存率可达到 90%，因此早诊断、早治疗非常重要，可以大大提高肝癌的治愈率。

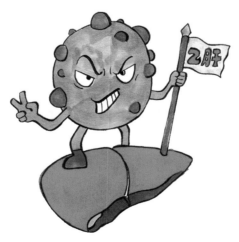

▲ 乙肝病毒

③. 丙型肝炎病毒危害知多少

在 2017 年世界卫生组织国际癌症研究机构公布的致癌物清单中,丙型肝炎病毒(慢性感染)被列为一类致癌物。

研究表明,丙型肝炎病毒(HCV)与肝癌发生密切相关。HCV 是单链 RNA 病毒,与乙型肝炎病毒不同,HCV 感染人体后不整合到肝细胞基因组中,主要通过引起机体慢性免疫反应,间接损伤肝细胞。HCV 感染容易慢性化,即转变为慢性肝炎,其中约 20% 的慢性丙型肝炎可发展成为肝硬化,继而演变为肝细胞癌。

资料表明,发达国家肝癌患者血清中 HCV 抗体阳性率多数超过 50%,提示 HCV 感染是发达国家肝癌的主要病因。而在我国肝癌患者中 HCV 流行率为 7.5%~42.9%,各地区存在明显差异,提示 HCV 感染并非我国肝癌的主要病因,其危害较乙型肝炎病毒相对较低。

那么,我们应如何预防丙型肝炎?

丙型肝炎病毒的传播途径主要有三种,包括血液传播、性传播以及母婴传播(即受到感染的母亲传给婴儿),但后两种传播方式并不常见。HBV 的主要传播方式是输血和共用注射针头。因此,严格筛查献血人员,加强血制品的管理和控制输血传播能有效降低丙型肝炎的发病率。目前 HCV 疫苗还处于研发阶段,一旦发现异常应及早做 HCV 抗体筛查,在常规体检中适时增加 HCV 相关检查项目也是有必要的。

丙型肝炎患者或者病毒携带者应该做到:

(1)忌饮酒。

(2)注意作息,避免过度劳累。

(3)遵循医生建议,定期复查病毒活动、肝功能等相关指标。

(4)丙型肝炎患者或病毒携带者应注意合并乙型肝炎病毒感染的可能。

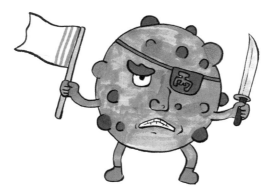

▲ 丙肝病毒

④. HPV 感染与宫颈癌有关系吗?

目前已发现并分离鉴定出的人乳头瘤病毒(HPV)有 200 多种,不同的型别可以引起不同的临床表现。按照其诱发癌症的潜力,HPV 可以分为高危型和低危型。高危型 HPV 主要包括 HPV16、18、31、33、35、39、45、51、52、56、58、59、66、68 型,可能导致子宫颈癌,以及肛门癌、外阴癌、阴道癌、阴茎癌。低危型 HPV 主要包括 HPV6、11、42、43、44 等,可能与皮肤疣、尖锐湿疣以及其他良性病变相关。

专家一致认为,HPV 感染是宫颈上皮内瘤样病变和宫颈癌发生的关键因素之一,可以认为,没有 HPV 持续性感染的妇女患宫颈癌的风险较小。HPV16 和 HPV18 是最主要的高风险类型,存在于约 70% 的宫颈癌病例中。

生殖道 HPV 感染十分常见,主要通过性接触传播,通常没有临床症状。HPV 感染往往呈现出一过性的特点,大部分妇女在感染后 1~2 年可自行清除病毒,仅有少数妇女的 HPV 感染持续存在,持续感染往往为高危型的 HPV 感染,可导致宫颈癌前病变及宫颈癌发生的风险增高。所以,对 HPV 进行分型检测并明确是否存在持续感染非常重要,建议婚后(或 20 岁以上)女性定期进行 HPV 筛查,以尽早发现感染及宫颈癌前病变。

HPV 疫苗接种是预防 HPV 感染和相关疾病的有效、安全方法。低龄人群接种效果优于高龄人群,性暴露前接种免疫效果最佳。

建议:

(1)推荐 9~26 岁女性接种 HPV 疫苗,特别是 17 岁之前的女性;同时推荐 27~45 岁的女性也接种 HPV 疫苗;超过 45 岁的女性接种 HPV 疫苗的获益不高,但也不必担心,做好规范的 HPV 筛查也可预防癌症发生及尽早发现癌症。

(2)HPV 疫苗适用于一般普通人群,对于具有遗传易感因素、高危生活方式、HPV 感染的适龄女性,更应优先推荐接种 HPV 疫苗。

(3)无论是否有 HPV 感染、细胞学表现是否异常,适龄女性均可接种 HPV 疫苗。有 HPV 相关疾病治疗史的适龄女性患者,接种

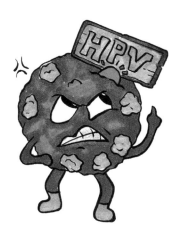

▲ 人乳头瘤病毒

HPV 疫苗可能降低复发率。

（4）近期有妊娠计划和处于妊娠期、哺乳期的女性，不宜接种 HPV 疫苗。

（5）HPV 疫苗无法治疗 HPV 感染。接种 HPV 疫苗后仍应定期进行宫颈癌筛查。

5. 感染幽门螺杆菌很可怕吗?

幽门螺杆菌(Hp)是一种可以在胃内生存的微生物。我国个体感染率达 40.6%,家庭内传播是 Hp 感染的主要方式之一。

早在 1994 年,世界卫生组织国际癌症研究机构就将 Hp 列为一类致癌物,Hp 感染是胃癌的重要发病因素。研究表明,Hp 感染者患胃癌的危险性为无感染者的 3~6 倍,但感染了 Hp 不意味着一定会发展成胃癌。Hp 感染后发生胃癌的风险与年龄有关,儿童期感染幽门螺杆菌发生胃癌的危险性增加,而成年后感染多不足以发展成胃癌。胃癌可能是幽门螺杆菌长期感染与其他因素共同作用的结果,单纯的幽门螺杆菌阳性距离发展成胃癌还很远。

▲ **哪些人该检查是否被幽门螺杆菌感染?**

建议有胃癌家族史的人群应做检查,若查出为阳性,应尽快根治,早期干预可以降低胃癌的发病率。

▲ 如果查出幽门螺杆菌阳性,是否需要治疗?

根据专家共识,是否需要根除 Hp 因人而异,不同个体根除治疗的获益和风险不同。但对于大部分普通人来说,Hp 根除治疗利大于弊,如果已经确认感染且不存在抗衡因素,应及时规范诊疗,尤其是有胃癌家族史、患消化性溃疡、慢性胃炎、胃黏膜萎缩或糜烂,或病理检查发现有不典型增生的,以及计划长期服用包括阿司匹林在内的非甾体抗炎药等人群(根除 Hp 可以降低这些药物引起十二指肠溃疡的风险)。另外,胃食管反流、不明原因的缺铁性贫血、特发性血小板减少性紫癜患者也建议根除 Hp。

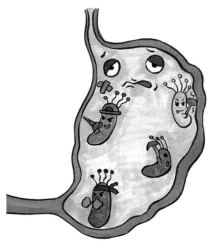

而一些特殊人群,如肝肾功能不全者、合并其他慢性疾病者等,应由医师根据实际情况进行评估。

▲ 幽门螺杆菌

6. 免疫力低下与癌症有关吗？

人体的免疫应答包括细胞免疫应答和体液免疫应答,在这两种应答的共同作用下,机体可以识别体内无限增殖的失控的细胞并及时杀死它们。

当人体免疫力低下,且有促癌因素作用时,癌细胞就有可能逃脱免疫系统的攻击并定植于人体内,从而发展成癌症。随着年龄的增长,人体免疫细胞的功能在逐渐降低,也就意味着人体免疫监视和免疫清除能力在逐渐下降,使得肿瘤的发生概率增高。

免疫力低下的原因有很多,除了年龄增长和疾病,不良的日常生活习惯也会导致免疫力低下,如经常熬夜、过度劳累、精神压力大、饮食失衡、久坐不运动等。免疫力的增强虽然不意味着与癌症绝缘,但免疫力低下却可能导致多种疾病的发生,于身体健康无利。

保持良好的生活习惯,提高自身的免疫力,可从以下几个方面做起。

▲ 合理膳食

合理膳食是提高免疫力的好方法,如保证一日三餐,按时吃饭,每顿正餐都含有谷类食物,粗细搭配;补充优质蛋白,如高蛋白、低脂肪的水产类、蛋类、牛奶、大豆类等;餐餐都有新鲜的瓜果蔬菜等。

▲ 适量运动

每天坚持进行适量的有氧运动,可以促进血液循环,让各组织、器官得到充足的氧气和营养物质。研究表明,长期规律的有氧运动,可提升 NK 细胞、B 淋巴细胞、T 淋巴细胞等免疫细胞的数量和功能,使自身免疫能力大大提高。

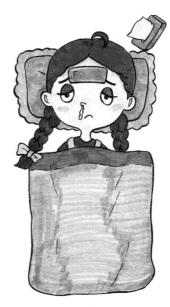

▲ 免疫力低

▲ 保持良好情绪

研究表明经常出现抑郁、情绪紧张、心理压力过大或大喜大悲,会导致内分泌紊乱,从而使得免疫力下降。保持良好情绪则可以改善人的认知功能,促进机体免疫功能的提升。

【小结】

2017 年 10 月 27 日，世界卫生组织国际癌症研究机构公布了致癌物清单，笔者根据该清单整理出日常生活相关的致癌物如表 1 所示。

表 1 日常生活相关的致癌物清单
（据世界卫生组织国际癌症研究机构
发布的致癌物清单整理）

序号	英文名称	中文名称	时间/年
饮食及环境类			
1	Trichlorfon	敌百虫	1987
2	Nitrate or nitrite（ingested）under conditions that result in endogenous nitrosation	在导致内源性亚硝化条件下摄入的硝酸盐或亚硝酸盐	2010
3	Benzo［a］pyrene	苯并［a］芘	2012
4	Areca nut	槟榔果	2012
5	Aflatoxins	黄曲霉毒素	2012
6	Very hot beverages at above 65℃（drinking）	高于 65℃ 的很热的饮料（饮用）	2018
7	Formaldehyde	甲醛	2012
8	Outdoor air pollution	室外空气污染	2016

序号	英文名称	中文名称	时间/年
9	Frying, emissions from high-temperature	油炸,高温排放	2010
10	Benzene	苯	2018
11	Tobacco smoking	吸烟	2012
12	Tobacco smoke, second-hand	二手烟草烟雾	2012
	习惯类		
13	Acetaldehyde associated with consumption of alcoholic beverages	与酒精饮料摄入有关的乙醛	2012
14	Red meat (consumption of)	红肉(摄入)	2018
15	Shiftwork that involves circadian disruption	涉及昼夜节律打乱的轮班工作	2010
	微生物类		
16	Epstein-Barr virus	EB 病毒	2012
17	Hepatitis B virus (chronic infection with)	乙型肝炎病毒(慢性感染)	2012
18	Hepatitis C virus (chronic infection with)	丙型肝炎病毒(慢性感染)	2012

续表

序号	英文名称	中文名称	时间/年
19	Human papillomavirus types 16,18,31,33,35, 39,45,51,52,56,58,59	人乳头瘤病毒16、18、31、33、35、39、45、51、52、56、58、59型	2012
20	*Helicobacter pylori* (infection with)	幽门螺杆菌(感染)	2012

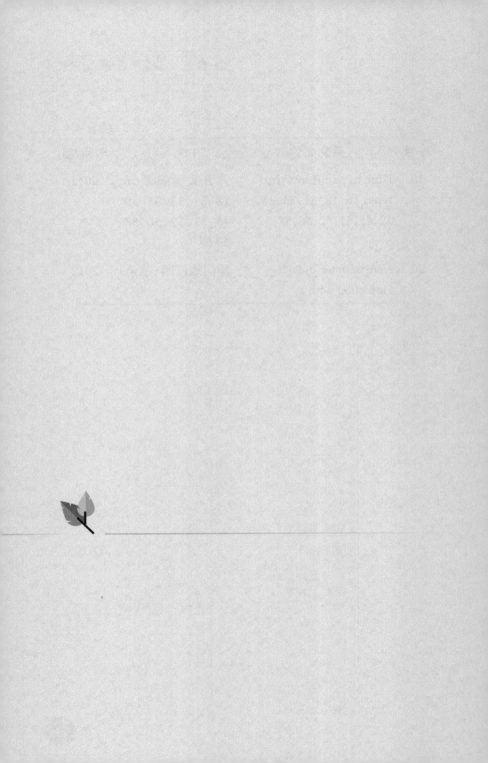

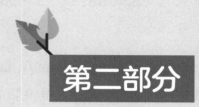

第二部分

12 个防癌绝招

1. 粗细搭配，合理膳食

癌症是公认的健康杀手，每年都会夺去无数人的生命，令人们闻风丧胆。虽说影响癌症发病的因素有许多，但民以食为天，其中与人们日常生活关系最为密切的莫过于饮食。

粗粮包括玉米、小麦等谷类和黄豆、红豆等豆类。这些食物中的纤维素含量很高，进入体内后可以促进胃肠道蠕动，有利于排便，从而减少肠道对致癌物的吸收，预防大肠癌的发生。粗粮中还含有丰富的钙、镁、硒等元素和多种维生素，可以促进新陈代谢及增强体质。粗粮的碳水化合物含量相对较低，食用后具有较强的饱腹感，可以减少热量的摄取。

粗粮虽然益处多多，但也不可过量食用，一次吃太多容易出现腹胀、消化不良、反酸等不适。吃"粗"应做到以下几点：

（1）多喝水：粗粮富含膳食纤维，可以促进排便，但同时也需要水的帮助。喝水不够，膳食纤维就膨胀不起来，粪便就会变得干硬，反而可能不利于排便。

（2）粗细搭配可互补：较为适宜的做法是，在细粮中适当补充粗粮。《中国居民膳食指南（2022）》建议平均每天摄入谷类食物 200~300g，其中全谷类和杂豆类 50~150g，薯类 50~100g。每天都应有全谷物摄入，如小米、玉米、燕麦、全麦粉等，可以混搭食用。

（3）**粗粮不宜细做**：不管哪种粗粮，都是以蒸、煮等少油、少盐的烹饪办法为佳，如小米、燕麦、薏米等都合适煮粥喝。很多人喜欢把粗粮磨成粉冲糊喝，但像红豆、黑米等磨粉冲糊后的血糖生成指数（GI）反而会较原来升高，对于需要控糖的人群来说须谨慎选择，建议选择绿豆、扁豆等低 GI 食物。

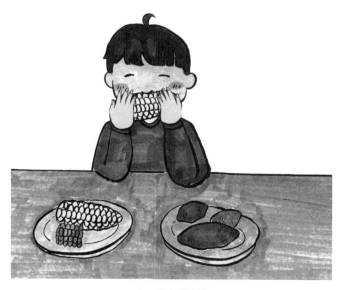

▲ 食用粗粮

2. 多吃新鲜蔬果

新鲜蔬果是人体维生素、矿物质、膳食纤维的重要来源,对人体健康起重要作用。研究证明,每天摄入丰富的蔬菜水果,可改善肥胖,有效降低心血管疾病和肺癌的发病风险,同时可预防食管癌、胃癌、结肠癌等消化道癌。

以下是一些新鲜蔬果防癌知识,我们都应该了解。

（1）抗氧化作用:新鲜蔬果富含维生素 C、维生素 E 和 β-胡萝卜素等抗氧化物质。它们可以帮助抵抗自由基的损伤作用,减少慢性炎症。柑橘类水果以及蓝莓、葡萄、胡萝卜等都是富含抗氧化物质的食物。

（2）膳食纤维:蔬果中富含膳食纤维,如水果皮、蔬菜叶子等。膳食纤维有助于促进肠道蠕动,降低结肠癌的发病风险。

（3）营养多样性:各种蔬菜和水果种类提供的营养成分不同。因此,我们应该尽量选择各种不同颜色和种类的蔬果,以获取更多种类的营养物质。按三口之家计算,每天至少购买 3 种或不少于 1kg 的新鲜蔬菜,每周应购买 4.5~7kg 新鲜水果。值得注意的是,深色蔬菜的营养价值更高,包括深绿色、红色、橘红色和紫红色蔬菜,如菠菜和紫甘蓝富含维生素 K、胡萝卜富含 β- 胡萝卜素等。

总结起来,在日常生活中,我们应该遵循餐餐有蔬菜、天天吃水果的原则,保证每天摄入的新鲜蔬菜不少于 300g,其中深色蔬菜应占 1/2;新鲜水果 200~300g,注意,果汁不能代替鲜果。

保持营养多样性和适量膳食纤维摄入,吃出健康,让我们从新鲜蔬果开始吧!

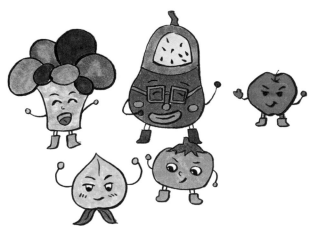

▲ 食用新鲜蔬果

3. 清淡饮食更健康

清淡饮食是指在膳食平衡、营养合理的前提下，口味偏于清淡的饮食方式。清淡饮食的重要标准是：少油、少糖、少盐、少辣、低脂以及健康的烹饪方式。从营养学角度上说，清淡饮食最能体现食物本身的味道，是可以最大程度地保存食物营养健康成分的一种饮食方式。

那么我们应如何做到清淡饮食呢？

（1）腌制食品（包括梅菜、酸菜、咸鱼、腊肉、火腿肉、豆豉以及食品添加剂等）含较多的亚硝酸盐类化合物，有诱发食道癌、肝癌、鼻咽癌、肾癌等多种癌症的风险，不宜过多食用。

（2）烟熏、烧烤、油炸食物虽然香味诱人，但可能含致癌物苯并芘，为了健康应该少吃。

（3）脂肪与蛋白质本身并不致癌，但不合理的饮食结构，如摄入较多红肉（猪肉、牛肉或羊肉），以及高脂肪、高蛋白质和低膳食纤维的饮食习惯等可能会增加"富贵之癌"——大肠癌的患病风险。因此日常生活中应注意富含蛋白质食物（如肉、奶及蛋类食物等）的适量摄入,成人每周水产品和禽畜肉摄入总量不超过 1.1kg,建议优先选择水产品类,鸡蛋不超过 7 个。同时,应控制脂肪尤其是动物脂肪的摄入,《中国居民膳食指南(2022)》建议成人每天摄入烹饪油不宜超过 30g,日常生活中可使用带刻度油壶控制用量。

（4）摄入过多盐会给肾脏带来负担,导致钙质流失,增加高血压与心脑血管疾病发生的风险,高盐饮食同时也是胃癌发病的危险因素之一。因此应控制食盐摄入,《中国居民膳食指南(2022)》建议成人每天摄入量不宜超过 5g,日常生活中可使用定量盐勺控制用量。

（5）进食过多高热量食物(如巧克力、糖果、糕点及含糖饮料等)可能导致肥胖,间接导致癌症发病风险增高,故限制高热量食物的摄入也是重要的健康防癌措施之一。建议每天添加糖的摄入量不超过 50g,最好控制在 25g 以下,尽量做到少喝或不喝含糖饮料,更不能用饮料代替饮用水。含糖量≥11.5g/100ml 属于高糖饮料。

▲ 清淡饮食

4. 喝茶防癌也致癌，用好这把双刃剑

在众多茶叶种类中，绿茶未经发酵，因而保留了较多鲜叶的天然物质，含有茶多酚（儿茶素）、叶绿素、氨基酸、维生素等多种成分，这些成分被认为对人体有益，可降低心血管疾病、糖尿病及胃癌的发病风险。近年来关于喝茶与癌症的研究很多，但二者之间的关系目前尚无确切定论。

▲ 喝茶能防癌？茶多酚是关键

有研究认为，茶叶防癌的作用与它所含的茶多酚类物质相关，其主要作用机理与茶多酚强抗氧化活性有关：茶多酚可以清除体内过多的活性氧（ROS），在茶叶防癌中发挥重要作用。ROS 指机体内由氧组成并且性质活泼的物质。研究表明，ROS 在体内外均可产生，过多 ROS 可能会引起基因突变、发生氧化应激干扰正常生命活动，细胞在长期反复的损伤修复过程中，不正常的异型性细胞会越来越多，最终导致癌症发生。由此可见，抗氧化活性这一特性或许是茶叶防癌的关键。

此外,我们也要知晓,喝茶防癌不等于可以利用绿茶或其茶多酚成分治疗癌症,日常防癌饮食与癌症临床治疗是两个不同的概念,不能混为一谈。

▲ 如何将茶叶保健效果发挥到最大?选茶和储存是关键

茶叶的防癌效果主要与所含茶多酚类物质有关,而这一物质在发酵过程中会被茶叶中的多酚氧化酶氧化,导致其含量降低。不发酵或轻微发酵的绿茶、白茶等含有较多茶多酚类物质,中度发酵制作的青茶类(如单枞、铁观音、大红袍等)效果次之,红茶与黑茶类(如熟普)经重度发酵制作后,茶多酚含量较低,其防癌效果也相应降低。

同时,茶多酚在温度偏高时更容易氧化,损失加快,所以茶叶要密封、避光、低温储存。一旦储存的茶叶出现异味、明显变色、变软和霉变时,则要警惕茶叶变质。变质茶叶滋养致病菌、霉菌及各种有害物质,可能导致腹痛、腹泻,长期饮用还可能增加致癌的风险。

▲ 喝茶防癌也致癌?科学喝茶很重要

喝茶虽好,但也要科学合理。不科学的喝茶方式,如经常喝变质茶、喝烫茶、喝头泡茶、用茶垢积聚较多的茶具泡茶等,则可能会增加癌症的发病危险,尤其是喝烫茶(超过 65℃ 水温)还被认为将显著增加食管癌的发病风险,应尽量避免。

最后我们可以总结出,一方面茶叶中的茶多酚能通过抗氧化作用,帮助人体清除过多的活性氧来发挥防癌作用;另一方面,不合理的饮茶方式又可能导致癌症发生。所以在日常生活中,我们要科学饮茶,通过茶的色香味来感受生活的美好。

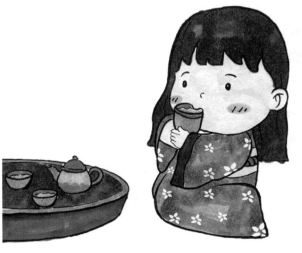

▲ 科学饮茶

5. 科学饮水,更有性价比的 健康法则

水是生命之源,是人体含量最多的组成成分(占60%~ 70%),是维持人体正常生理功能的重要营养素。水能 促进和参与体内物质代谢,每天足量饮水,有利于营养 物质的消化吸收;能协助物质运输,既是体内运输营养 物质的载体,又是排泄代谢废物的媒介;能保持组织器 官的形态,调节人体体温。

《国际癌症杂志》中的一项病例对照研究发现,与每 天喝水少于1杯(240ml)的人相比,每天至少喝6杯水 的人患膀胱癌风险降至91%,其中男性降至94%,女性降 至69%,提示饮水可能与膀胱癌发病风险的降低有关。

《中国居民膳食指南(2022)》建议足量饮水,少量 多次。成人通常每日饮水1 500~1 700ml,每次1杯, 1杯约200ml,每天7~8杯。不鼓励一次大量饮水,尤其 是在进餐前,大量饮水会冲淡胃液,影响食物的消化吸 收。除了早、晚各1杯水外,在三餐前后可以饮用1~2 杯水,分多次喝完;也可以用较淡的茶水替代一部分白 开水。

此外，在炎热夏天，饮水量也需要相应地增加。适量饮用市面上果汁、饮料可以作为膳食的补充。有些饮料添加了一定的矿物质和维生素，适合热天户外活动和运动后饮用。但多数饮料都含有一定量的糖，大量饮用饮料，特别是含糖量高的饮料，会在不经意间摄入过多糖分，造成体内糖分及能量过剩，导致肥胖并损害正常内分泌及代谢功能，增加癌症、心脑血管疾病及糖尿病的发病风险，还容易引起儿童缺钙从而影响其生长发育。同时，若饮用甜饮料后不及时漱口刷牙，残留在口腔内的糖会在细菌作用下产生酸性物质，损害牙齿健康。由此可见，每天以喝含糖饮料代替喝水，这是一种非常不健康的习惯，应当尽早纠正。

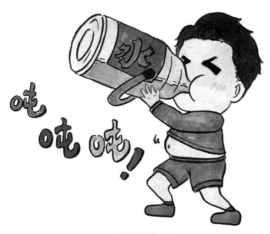

▲ 科学饮水

6. 生命在于运动，运动有益健康

生命在于运动，运动有益健康。作为肿瘤整合疗法的组成之一，运动疗法已被多项研究及数据证实其在肿瘤预防和治疗中的重要作用。

一方面，适度运动可防癌。运动的好处远超出人们的想象，不仅有助于减肥和保持体形，还有益骨骼健康，可以降低心血管疾病、糖尿病以及癌症的发病风险。一项纳入126项流行病学研究的荟萃分析发现，参加休闲体育锻炼最多的人群与最少的人群相比，恶性肿瘤的发生风险降低了10%。

另一方面，适度运动可降低癌症的死亡率。对于癌症患者，坚持适量的运动可通过重编程改变癌细胞的代谢与生长。科学的运动可以改善肥胖引起的炎症代谢紊乱，降低由肥胖引起的癌症发生风险。

普通人群运动建议：

（1）坚持日常身体活动。建议每天主动运动6 000步，或进行至少30分钟的中等强度运动（包括快走、跳舞、休闲游泳，家务活动如擦窗、拖地板等）。可利用上下班时间增加走路、骑车、爬楼梯的机会，日常走路速度可适当加快。

（2）**适当中等强度运动。**适应后可将中等强度运动延长至 1 小时以上，或进行 30 分钟以上的高强度运动（如羽毛球、足球、篮球等）。

（3）**避免长时间玩电脑、久坐等不良行为习惯。**每隔 1 小时应主动站起来活动，如伸展运动、健身操等，还可以多进行散步、遛狗、踢毽子等活动。

总之，适当运动可降低癌症的发生风险，降低癌症死亡率。健康人群可根据自身需求及身体状况选择适合自己的运动方式并长期坚持。癌症患者则需根据医生指导进行个体化的运动以降低转移和复发风险，提高生活质量。同时，运动时应注意安全，做好安全保障措施，如做好准备活动、运动期间及时补充水分和能量等。

▲ 坚持运动

定期体检,远离癌症

定期体检与相应的癌症筛查是早期发现癌症和癌前病变的重要途径之一,常见的检查类型和癌症相关指标有以下几种。

（1）**血液检查**:血液检查中常见的癌症标记物包括 AFP、CEA、VCA-IgA 和 EA-IgA（EB 病毒抗体两项）、CA15-3、CA125、CA19-9、CA72-4、PSA、SCC、CYFRA21-1、NSE 等。

● AFP（即甲胎蛋白）:水平增高常见于肝癌与生殖细胞肿瘤。

● CEA（即癌胚抗原）:水平增高常见于消化道癌（结肠、胃、胰腺、胆管癌等）、肺癌、乳腺癌、卵巢癌等。

● VCA-IgA 和 EA-IgA:水平增高主要见于鼻咽癌,还可见于少数恶性淋巴瘤。

● CA15-3:水平增高常见于乳腺癌,还可见于卵巢癌、肺癌等。

● CA125:水平增高常见于卵巢癌和胰腺癌。

● CA19-9:水平增高常见于胰腺癌,还可见于胃肠癌、肝癌等。

● CA72-4：水平增高常见于胃肠道、胆道、胰腺等消化道癌及卵巢癌等。

● PSA（即前列腺特异性抗原）：水平增高常见于前列腺癌。该指标又常分为总 PSA（TPSA）、游离 PSA 及其比值 3 个亚指标。

● SCC（即鳞癌相关抗原）：水平增高常见于上皮来源的鳞癌，如肺癌、食道癌、宫颈癌等。

● CYFRA21-1（即细胞角质蛋白 19 片段抗原 21-1）：水平增高常见于肺癌（鳞癌）。

● NSE（即神经元特异性烯醇化酶）：水平增高主要见于（小细胞）肺癌，也可见于神经母细胞瘤和精原细胞瘤。

青年人群防癌指标建议常规加入 AFP 与 CEA（CA19-9 也可考虑纳入），粤语方言人群还应包括鼻咽癌筛查指标的 VCA-IgA 和 EA-IgA。40 岁以上人群除了上述青年人建议指标外，还建议增加筛查肺癌的指标 SCC、CYFRA21-1、NSE 及筛查消化道肿瘤的指标 CA19-9 与 CA72-4（还可以加入 CA242）。女性人群则建议增加筛查乳腺及卵巢癌常用的指标 CA15-3 与 CA125。50 岁以上男性，还建议加入针对前列腺肿瘤的筛查指标 PSA。

需要注意的是，在一些非癌性疾病中上述指标也可能增高，因此指标增高等于一定患癌这种说法是不对的。

（2）**小便常规与粪便常规的潜血试验**：该检查有助于早期发现肾癌、膀胱癌及胃肠道癌症。

（3）**妇科体检**：可帮助早期发现妇科癌前病变及癌症，其中 HPV 病毒相关检查及宫颈脱落细胞 TCT 检查等可进一步提高宫颈癌的检出率。

（4）**B 超（或彩超）**：可发现全身大多数器官的病灶（主要部位包括甲状腺、乳腺、浅表淋巴结、肝、脾、胰、胆、肾、膀胱、前列腺、子宫、卵巢等）。一般建议 20 岁以上人群在体检时就加入甲状腺及（女性）乳腺的超声检查项目，40 岁以上人群加入膀胱及（男性）前列腺超声检查项目。

（5）**胸部 X 线及 CT 检查、乳腺钼靶**：胸部 X 线检查可直接显示肺部肿瘤，也可通过肺气肿、阻塞性肺炎、胸水等间接性改变寻找胸部肿瘤；CT 的检出率优于常规 X 线，通常建议 40 岁以上以低剂量 CT 替代胸部 X 线进行肺癌筛查。在乳腺超声基础上，必要时可加入乳腺钼靶 X 线检查（一般于 35 岁以后），有助于早期发现乳腺癌。

（6）**肛门直肠指检**：简单易行，该检查可以发现距肛缘 7~10cm 以内的肛管直肠癌，在大便变细或具有典型里急后重症状（大便总觉得拉不干净，感觉有东西堵着）时可以采用。

（7）内镜检查及病理活检：常用于癌症筛查的内镜检查主要包括鼻咽镜、下咽喉镜、食道胃镜和肠镜，多用于有症状人群或消化癌高发人群；同时也建议食管癌、胃癌和结肠癌发病高危人群定期行胃肠镜筛查。

常见消化道癌症的高危人群

【食管癌高危人群】 符合以下条件人群需要定期筛查：

（1）出现进食梗阻感、胸痛等症状。

（2）诊断为食管癌前病变（如食管上皮内瘤变）的患者。

（3）年龄大于40岁且满足以下任意一条的人群：①长期居住于食管鳞癌高发区，如河南、河北及山西交界的太行山区，以及川北、苏北、闽北地区。②有食管鳞癌家族病史。③不良饮食习惯，如进食快、烫饮烫食、高盐及腌制饮食、长期吸烟、重度饮酒。

【胃癌高危人群】 年龄40周岁及以上，符合以下任意一条，都需要定期筛查：

（1）长期居住于胃癌高发地区人群，如辽东半岛、山东半岛、长江三角洲、太行山脉和甘肃等地。

（2）幽门螺杆菌感染者。

（3）既往患有慢性萎缩性胃炎、胃溃疡、胃息肉、手术后残胃、肥厚性胃炎、恶性贫血等癌前病变。

（4）胃癌患者一级亲属。

（5）存在胃癌其他风险因素,如高盐及腌制饮食、长期吸烟、重度饮酒。

【结直肠癌高危人群】 符合以下（1）和（2）~（3）中任一项者均应列为高危人群,建议作为筛查对象:

（1）年龄50~75岁,男女不限。

（2）粪便隐血试验（FOBT）阳性。

（3）既往有结直肠腺瘤性息肉,或溃疡性结肠炎（UC）、克罗恩病（CD）等癌前疾病。

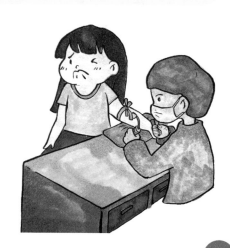

▶ 定期体检与肿瘤筛查

8. 自我检查：简便有效的防癌办法

　　验血（血常规、生化常规与肿瘤标记物等）、大小便常规、彩超、胸部 X 线检查（或低剂量 CT）、内镜等项目对癌症有较高的诊断价值，而自我检查同样重要，是早期发现癌症简便且有效的检查方法，普通人在日常生活中应注意观察身体浅表部位的变化，若发现肿块或肿块增大应及时到医院就诊。自我检查频率，通常至少每 3 个月 1 次（20 岁以上女性乳房自查建议每月 1 次），如发现异常应及时咨询专科医生。

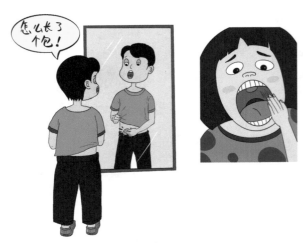

▲ 自我检查

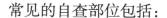

常见的自查部位包括:

（1）**皮肤**:对照镜子观察全身皮肤有无异常改变,若发现如下情况应及时到医院就诊。①长期不愈的溃疡或结痂后不消退(主要排除皮肤癌可能)。②黑色素痣变黑、变硬、脱屑或变痒(主要排除恶性黑色素瘤可能)。

（2）**浅表淋巴结**:重点检查位置为耳前、耳后、枕下、下颌下、颏下、颈前、颈后、锁骨上、腋窝和腹股沟区,这些是癌症容易侵犯或转移的区域。一般情况下,这些部位的正常淋巴结较小(不超过1cm)且不会增大。若在这些部位发现有一定大小的结节,尤其是有增大趋势的,应及时咨询相应专科医生,排除恶性肿瘤相关淋巴结可能。

（3）**乳房(女性)**:对照镜子,首先仔细观察两侧乳房大小、形态、轮廓、皮肤、乳头情况,并进行比较;注意乳头的位置、大小是否对称,两侧乳头是否处于同一平面,乳头是否存在溢液、回缩,乳房皮肤有无凹陷、水肿、结节等。接着进行自我触摸,此时应取转圆圈的方式,从乳头向外横向转动,不要遗漏深部区域、腋下区乳腺和腋下淋巴结。一旦发现异常表现(如乳房、腋窝摸到肿物,乳头脱屑,乳房皮肤凹陷、红斑、溃疡等),应及时到医院排除乳腺癌或其余乳腺疾病可能。

（4）口腔：以用镜子观察和用舌头感觉的方式进行，必要时可以用手触摸相应部位。若发现持续存在的黏膜增厚或粗糙感、有增大趋势的硬结、质地偏硬或经久不愈的溃烂，均应及时到医院就诊，以排除口腔癌的可能。

9. 防治结合，预防为先

当今许多人仍然谈"癌"色变，认为癌症就是绝症，人类在面对癌症时束手无策。事实上癌症不完全等同于绝症，我们应保持积极乐观的态度，尽早学习预防癌症的知识与方法，做到早预防、早发现，以获得较高的治愈机会，这样就可避免癌症成为绝症；癌症经治疗后也要按照要求坚持复查随诊，这样能尽早发现可能的复发或转移，改善癌症预后。

癌症的预防分为三级：一级预防、二级预防和三级预防。

（1）一级预防：恶性肿瘤发病是指各种致癌因素作用下，人体正常细胞经过一段时间发生癌变形成癌细胞，癌细胞逃离人体免疫系统的"围剿"继续存活并繁殖，最后才发展至肉眼可见或可检测的病灶。癌症发病可以是个很漫长的过程，尽早避免或减少接触癌症发病危险因素，是最有效的降低癌症发病风险的办法。通过积极的预防措施，保持科学健康的生活方式，减少癌症危险因素的暴露，可以避免40%的癌症发病。

（2）二级预防：通过识别癌症发病征兆、自我健康体检及医学筛查方式发现癌症,达到早筛查、早诊断、早治疗的目的,包括对高危人群和普通人群的筛查。这要求我们主动学习防癌科学知识、接受癌症筛查相关问卷调查、定期体检,了解个人存在的慢性疾病甚至可能的癌前病变。

（3）**三级预防**:对已确诊的癌症患者进行规范诊治,防止癌症进展和复发。所以,即便已经确认得了癌症,也不要自暴自弃,保持乐观向上的心态积极治疗,也可以改善生活质量,延长生命。癌症患者治疗后还应按照医生嘱咐定期复查,尽早发现可能的复发或转移,及时处理可能发生的并发症。

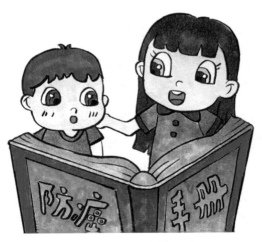

▲ 防治结合,预防为先

学会识别癌症发病常见表现

有一些癌症的早期症状不明显，没有明显的不适，但也有一部分癌症发病时常有相应的表现，学会识别这些表现，也是尽早发现癌症的重要方法之一。以鼻咽癌为例，如果在患者发现相关不适表现1个月左右（平均为中早期）就获得确诊，治愈机会高达90%，且治疗毒性较小；相反，若病情延误至较晚期，则治愈机会大大降低，甚至发生全身转移而失去治愈的机会。

癌症并非无迹可寻，只要我们提高警惕，也能发现一些"蛛丝马迹"。

以下几种常见的癌症征兆，大家要熟记！

（1）如果在身体表浅部位摸到无痛性、进行性肿大的包块，这个包块可能是癌症原发病灶，也可能是转移至浅表淋巴结的病灶等。这些硬结或肿块常发生于颈部、腋窝、乳房及肢体等区域，建议普通人尤其是中老年人在平时应积极关注身体的变化，注意检查身体浅表部位有无变化，若发现较大、较硬包块或结节增大应及时到医院就诊。

（2）涕血或回吸性涕血（将鼻涕回吸到口中后吐出

带血丝的痰液)、耳鸣、听力减退、头痛、复视(看东西有重影)、面部麻木感,此为鼻咽癌的常见表现。其中,回吸性涕血(或晨起第一口痰带血)、耳鸣常为癌症的较早期表现,中晚期时还可合并鼻塞、鼻衄、头痛、面部麻木感、复视及颈部肿物等表现。

(3)持续性声嘶、刺激性干咳,尤其是痰中带血,此为下咽喉癌和肺癌的常见表现。无合并感冒炎性症状的声嘶或感冒消退两周后声嘶仍未见好转,建议行咽喉镜检查排除喉部良性或恶性肿瘤可能。无明显感冒特征的咳嗽,或咳嗽时间超过2~4周未见缓解,建议做胸部 X 线检查(或胸部 CT)或咽喉镜检查排除肺癌或咽喉癌可能。

(4)进食时胸骨后不适感、吞咽梗阻感或吞咽困难,上述症状间断或反复出现,但总体呈加重趋势,此为食管癌的常见表现。进食时胸骨后轻度不适感常为癌症的较早期表现,容易被忽略。吞咽梗阻感及进食困难伴呕吐则常为较晚期表现。

(5)持续性消化不良、不规则胃痛、上腹部饱胀感、恶心呕吐,此可能是胃癌和肝癌的前期表现。如持续存在,建议行胃镜检查明确病因。

(6)排便习惯改变(腹泻与便秘交替)、大便夹带血液、大便条形变细、里急后重(大便后总有拉不净还想拉的感觉),此为结直肠癌的常见表现。粪便与肿块摩擦易引起出血,常被大家误认为是"痔疮"而延误诊治。若上述症状持续一段时间或经普通治疗后症状反复,也应及时入院诊治。

(7)阴道不规则出血或接触性出血,此为子宫颈癌、宫体癌的常见表现,同时也是子宫良性肿瘤(如子宫肌瘤)的常见表现。阴道不规则出血主要是指正常月经以外的阴道出血或绝经后的阴道出血,接触性出血指男女房事、妇科检查或便秘粪便压迫后出现的阴道出血。

(8)黑痣或疣状物短期内增大、色泽加深、脱毛、变痒、破溃,这是恶性黑色素瘤的常见表现。恶性黑色素瘤的恶性程度高于普通癌症,早期容易发生转移,它可以由良性黑痣恶变而来。

(9)久治不愈的皮肤溃疡,此为皮肤癌的常见表现,其溃疡基底部常呈逐渐增大趋势。

(10)未知原因的体重减轻,癌症有此表现预示可能已经发展

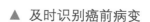

▲ 及时识别癌前病变

到了一定的阶段。这种情况常见于胰腺癌、胃癌、食道癌或肺癌等各种恶性肿瘤发展到晚期时。

　　需要注意的是，出现上述表现虽不等于患上癌症，但也应及时到医院咨询医生并进行相关检查，以尽早明确诊断。关于癌症，真正可怕的是人们的忽视。知晓防癌知识，掌握防癌本领，做到早发现、早治疗，癌症也就没那么可怕了。

11. 积极应对癌前病变

癌前病变是指身体出现了某些病症,而这些病症可能跟某些类型的癌症关系密切,若持续进展可能会转变成癌症威胁健康。癌症不是一朝一夕形成的,大多数癌前病变发展成癌需要数年甚至数十年的时间,一般包括"癌前病变→原位癌→浸润癌"三个阶段。其中,癌前病变是由良性病变到恶性病变的中间阶段,是一种可逆的状态。如果放任不管,任其发展下去,就有癌变的可能;但如果及时处理,比如手术切除、消除炎症、阻断刺激因素等,则有恢复到正常状态的可能。

并不是所有癌症都有典型的、容易被发现的癌前病变。常见的癌前病变包括慢性萎缩性胃炎、肝硬化、结直肠多发性腺瘤性息肉、黏膜白斑、慢性宫颈炎、乳腺囊性增生、交界痣等。

积极应对癌前病变,需要我们调整生活方式,远离致癌因素,同时要按照医生嘱咐定期复查或及时处理癌前病变:

（1）及时诊治并处理:若确定诊断为癌前病变,医生会根据癌变风险给予相应处理建议,此时应听从医生建议,若医生建议手术切除,则应该接受手术治疗。

（2）**定期复查**:若医生认为癌变风险极低,暂时没有手术切除必要,则应每 1~2 年甚至每半年复查病变部位情况,密切监控病情变化。

（3）**控制体重**:建议将身体质量指数［BMI= 体重（kg）÷身高（m）^{2}］控制在 18.5~23.9,避免过重或过轻。

（4）**戒烟限酒**。

（5）**多食新鲜蔬果**:《中国居民膳食指南（2022）》建议,推荐成年人每天蔬菜摄入量至少达到 300g,水果摄入量 200~350g。

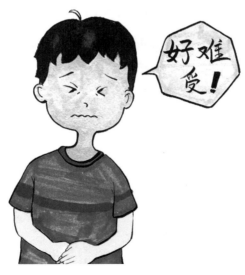

▲ 积极应对癌前病变

（6）**低盐饮食**：每日摄入的食盐量不应超过 5g（约 1 个啤酒盖）。

（7）**多运动**：每周应坚持 3~5 次有氧锻炼，每次至少 30 分钟。

（8）**良好休息**：再忙也要多休息，劳逸结合，保持好心情。

12. 科学看待癌症治疗

癌症发现的早晚和治疗效果的好坏与大众是否掌握癌症相关科学常识密不可分。因此,我们要学会用科学常识武装自己,一旦发现患上了癌症,应尽快到正规医院诊治。我们要相信科学,切勿轻信传闻的"偏方"与"秘方",以免延误病情,失去癌症的最佳治疗时机。

▲ 治疗误区之一:癌症是不治之症

许多患者确诊后,便丧失了治疗的信心和活下去的勇气,认为癌症就是绝症,是不可能治好的。这种过于悲观消极的观点经常使人们延误了治疗时机。实际上,随着我国医疗卫生水平的不断提高,癌症筛查越来越普及,癌症发现率不断提升,早中期癌症的生存率通常较高,晚期的癌症也可获得一定的疗效,即便已出现全身转移,有一些患者仍能获得较长的生存时间。

▲ 治疗误区之二:相信不科学的带癌生存、轻信"偏方秘方"

随着互联网的日益发展,关于防癌的科普文章和专题报道越来越多,人们可以很轻易地从网络上获取相关信息。但在我们学习的过程中,应该要保持科学辩证的态度,正确认识癌症治疗,学会辨别假文章、伪科学,避免被错误观点误导。譬如,网络上流传着"咖啡灌肠能治胰腺癌""吸食大麻能治肺癌"等耸人听闻的"灵丹妙药",更为常见的是民间未经科学论证的"偏方秘方",这些"药"并没有科学依据支撑,只不过是抓住了癌症患者病急乱投医的心态。正确的做法是保持清醒,有问题到正规的医院寻求专业医生解答。轻信"偏方""秘方"将延误病情,甚至可能会让本来可以治愈的癌症恶化至不可治愈。

▲ 治疗误区之三:一定要切掉病灶才可靠

许多癌症患者一旦被确诊,首先想到的往往是通过手术切除肿瘤。然而,有些癌症(如肺癌、胃癌、食管癌、结直肠癌、乳腺癌)患者在确诊时已经处于晚期阶段,可能无法手术治疗;有些癌症(如鼻咽癌、喉癌等)在早中期应该首选放疗。所以,癌症的治疗需要根据实际情况综合评估后再确定最终方案,且方案也会随着病情变化进行相应调整,盲目"切一刀"并不科学,而且可能导致更坏的结果,例如部分本该接受放疗和化疗的晚期癌症患者在"挨完"一刀后,反而可能出现病情恶化加速,同时还造成了更大的治疗损伤。

▲ 治疗误区之四:轻信依靠营养品可治疗癌症

在规范的癌症治疗期间,应兼顾营养的补充,足够的营养也是保证疗效的重要条件,而有些商家却将此歪曲宣传为"用营养品治疗癌症",部分患者可能轻信于此,甚至放弃了正规的治疗,这将导致病情恶化,失去最佳治疗时机。

▲ 治疗误区之五:出院后就不用再回医院复查

癌症综合治疗的一大原则是全程管理,强调患者在康复期应当继续治疗。患者经过前期的手术、放化疗,免疫力较为低下,残存于体内的癌细胞就容易伺机生长。康复期的患者应该定期复查,追踪病情变化,及时阻止肿瘤进展或复发;同时应保持良好的生活习惯,避免过度疲劳。此外,还可以考虑结合中医药治疗。

▲ 治疗误区之六:癌症治疗会拖累家人

很多癌症患者在确诊后失去了对生活的希望,甚至陷入焦虑、抑郁和自责的不良情绪中,认为自己活着是个累赘,会拖累家人。如何走出癌症带来的"阴霾"?首先,癌症患者要充分认识到现代医学技术的发展大大提升了癌症的治疗效果,很多情况下癌症能获得治愈,一些情况下癌症虽然不能获得彻底治愈,但经积极治疗也可能可以带癌生存较长时间。其次,癌症患者可以积极参与到家庭劳动中去,做一些力所能及的家务,如照顾小孩、洗衣、做饭等,也可以从事一些对于精神和体力要求不高的工作,这些都能个人的价值。与此同时,患者家人的支持也非常重要,如子女尽心救治父母所表现出的孝顺之举可以为患者漫长的抗癌之路提供坚强的后盾,鼓励患者重拾生活的信心和勇气。

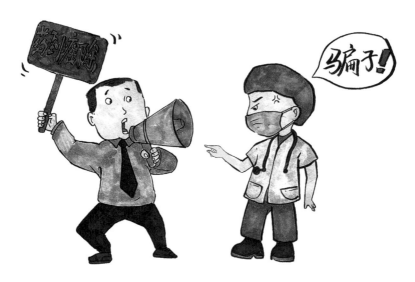

▲ 科学看待癌症治疗

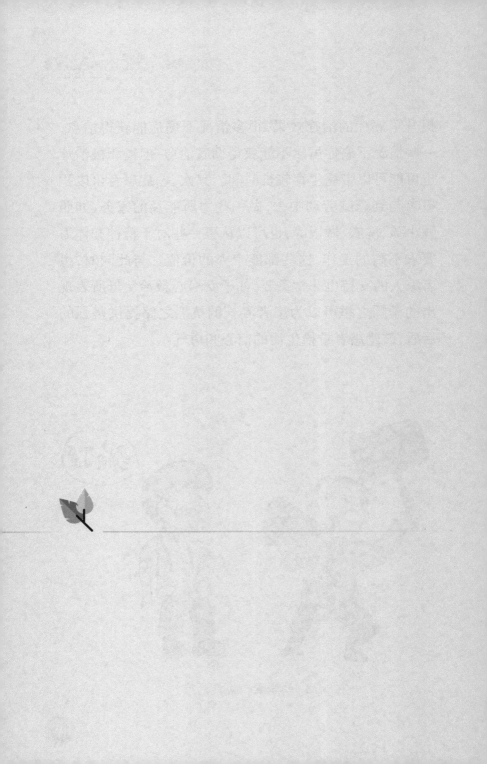

参考文献

［1］人民网.担心蔬菜残留农药？5招教你洗去"担心"［EB/
OL］.（2014-08-12）［2024-05-14］.http://shipin.people.
com.cn/n/2014/0812/c85914-25448122.html.

［2］侯文珍,马长华,杨乐,等.基于文献资料的槟榔安全性
分析［J］.中国药物警戒,2016,13（7）:417-421.

［3］LOOMIS D,GUYTON K Z,GROSSE Y,et al.Carcinogenicity
of drinking coffee,mate,and very hot beverages［J］.The
Lancet Oncology,2016,17（7）:877-878.

［4］邵丹青,杜毅鹏,冯娟,等.大气污染细颗粒中有机成分
苯并芘直接引起人Ⅱ型肺上皮细胞慢性炎症［J］.中国
病理生理杂志,2015,31（10）:1920.

［5］HOLME J A,BRINCHMANN B C,REFSNES M,et
al. Potential role of polycyclic aromatic hydrocarbons
as mediators of cardiovascular effects from combustion
particles［J］.Environmental Health,2019,18（1）:74.

［6］PAN C H,CHAN C C,WU K Y.Effects on Chinese restaurant
workers of exposure to cooking oil fumes:a cautionary
note on urinary 8-hydroxy-2'-deoxyguanosine［J］.Cancer
Epidemiology,Biomarkers & Prevention,2008,17（12）:
3351-3357.

［7］ALEXANDROV LB,JU Y S,HAAS K,et al.Mutational
signatures associated with tobacco smoking in human

cancer [J]. Science, 354 (6312): 618-622.

[8] 世界卫生组织. 烟草: 戒烟对健康的益处 [EB/OL]. (2020-02-25) [2024-04-15]. https: //www.who.int/zh/news-room/questions-and-answers/item/tobacco-health-benefits-of-smoking-cessation.

[9] GARAYCOECHEA J I, CROSSAN G P, LANGEVIN F, et al. Alcohol and endogenous aldehydes damage chromosomes and mutate stem cells [J]. Nature, 2018, 553 (7687): 171-177.

[10] RENEHAN A G, TYSON M, EGGER M, et al. Body-mass index and incidence of cancer: a systematic review and meta-analysis of prospective observational studies [J]. Lancet, 2008, 371 (9612): 569-578.

[11] 人民网. 久坐 1 小时等同于吸两根烟 减寿 22 分钟 [EB/OL]. (2015-06-17) [2024-05-14]. http: //health.people.com.cn/n/2015/0617/c14739-27167635.html.

[12] STONE C R, HAIG T R, FIEST K M, et al. The association between sleep duration and cancer-specific mortality: a systematic review and meta-analysis [J]. Cancer Causes & Control, 2019, 30 (5): 501-525.

[13] 中国营养学会. 中国居民膳食指南 (2022) [M]. 北京: 人民卫生出版社, 2022.

［14］FARHAN M. Green Tea Catechins：Nature's Way of Preventing and Treating Cancer［J］. International Journal of Molecular Sciences, 2022, 23（18）: 10713.

［15］FARHAN M, KHAN H, OVES M, et al. Cancer Therapy by Catechins Involves Redox Cycling of Copper Ions and Generation of Reactive Oxygen species［J］. Toxins, 2016, 8（2）: 37.

［16］ZENG L, MA M, LI C, et al. Stability of tea polyphenols solution with different pH at different temperatures［J］. International Journal of Food Properties, 2017, 20（1）: 1-18.

［17］MICHAUD D S, SPIEGELMAN D, CLINTON S K, et al. Fluid intake and the risk of bladder cancer in men［J］. New England Journal of Medicine, 1999, 340（18）: 1390-1397.

［18］LIU L, SHI Y, LI T, et al. Leisure time physical activity and cancer risk：evaluation of the WHO's recommendation based on 126 high-quality epidemiological studies［J］. British Journal of Sports Medicine, 2016, 50（6）: 372-378.

［19］国家消化内镜专业质控中心, 国家消化系统疾病临床医学研究中心（上海）, 国家消化道早癌防治中心联盟,

等.中国早期食管癌及癌前病变筛查专家共识意见(2019年,新乡)[J].中华消化内镜杂志,2019,36(11):793-801.

[20] 中国抗癌协会胃癌专业委员会,中国医师协会外科医师分会上消化道外科医师委员会,中国人群健康风险管理协作组-胃癌专业组.中国人群胃癌风险管理公众指南(2023版)[J].中华医学杂志,2023,103(36):2837-2849.

图书在版编目（CIP）数据

防癌36计 / 郑荣辉主编. —北京：人民卫生出版社，2024.5（2024.9重印）

ISBN 978–7–117–36304–4

Ⅰ. ①防… Ⅱ. ①郑… Ⅲ. ①癌 – 防治 – 普及读物 Ⅳ. ①R73–49

中国国家版本馆 CIP 数据核字（2024）第 093693 号

| 人卫智网 | www.ipmph.com | 医学教育、学术、考试、健康，购书智慧智能综合服务平台 |
| 人卫官网 | www.pmph.com | 人卫官方资讯发布平台 |

防癌 36 计
Fang'ai 36 Ji

主　　编：郑荣辉
出版发行：人民卫生出版社（中继线 010-59780011）
地　　址：北京市朝阳区潘家园南里 19 号
邮　　编：100021
E - mail：pmph @ pmph.com
购书热线：010-59787592　010-59787584　010-65264830
印　　刷：北京盛通数码印刷有限公司
经　　销：新华书店
开　　本：889×1194　1/32　印张：3.5
字　　数：57 千字
版　　次：2024 年 5 月第 1 版
印　　次：2024 年 9 月第 2 次印刷
标准书号：ISBN 978-7-117-36304-4
定　　价：25.00 元
打击盗版举报电话：010-59787491　E-mail：WQ @ pmph.com
质量问题联系电话：010-59787234　E-mail：zhiliang @ pmph.com
数字融合服务电话：4001118166　E-mail：zengzhi @ pmph.com